Christiane Pröllochs

Mehr Gedächtnistraining
für ältere Menschen

Christiane Pröllochs

Mehr Gedächtnistraining für ältere Menschen

Das große Praxisbuch mit umfassendem Übungsmaterial

Tectum Verlag

Christiane Pröllochs
Mehr Gedächtnistraining für ältere Menschen
Das große Praxisbuch mit umfassendem Übungsmaterial
© Tectum Verlag Marburg, 2016
ISBN 978-3-8288-3653-2

Umschlagabbildungen: Illu (klein) – fotolia.com | © artqu;
Titelbild (Mann) – shutterstock.com | © racorn
Umschlaggestaltung: Jens Vogelsang

Gedruckt in Deutschland
Alle Rechte vorbehalten

Besuchen Sie uns im Internet
www.tectum-verlag.de

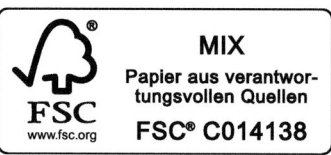

Bibliografische Informationen der Deutschen Nationalbibliothek
Die Deutsche Nationalbibliothek verzeichnet diese Publikation in der
Deutschen Nationalbibliografie; detaillierte bibliografische Angaben sind im
Internet über http://dnb.ddb.de abrufbar.

Inhalt

Vorwort

Der erste Band des Buches Gedächtnistraining für ältere Menschen erschien im August 2014. Es erfreut sich großer Beliebtheit, viele Kolleginnen und Kollegen berichten mir, dass sie gern damit arbeiten und es als hilfreich erleben. Das Buch mit Geschichten, Quizfragen und zahlreichen Aufgabenblättern, die als Kopiervorlagen darin enthalten sind, wird nicht nur von Gruppenleiterinnen[1] genutzt, die Gedächtnistraining für Senioren anbieten. Auch in der Arbeit mit Schlaganfallpatienten und bei Menschen, die die deutsche Sprache erlernen, findet es Anwendung. Vor allem aber nutzen es Seniorinnen und Senioren selbständig. Sie lösen die Aufgabenblätter, führen die Übungen durch und kontrollieren anhand der Auflösungen ihre Ergebnisse.

Diese Rückmeldungen fließen nun in den zweiten Band ein. Auch hier werden wieder entlang von Alltagsthemen verschiedene Aufgaben und Übungen zum Gedächtnistraining bereitgestellt, die sich in meiner Arbeit mit älteren Menschen bewährt haben. Für die praktikablere Handhabung sind hier nun die Auflösungen in einem Lösungsheft gesammelt, das diesem Buch beiliegt.

---

1   Wo in diesem Buch um der leichteren Lesbarkeit willen auf die Nennung beider Geschlechter verzichtet wird, sind selbstverständlich jeweils Männer und Frauen gleichermaßen gemeint.

Das Buch richtet sich sowohl an Seniorinnen und Senioren, die eigenständig etwas für ihre geistige Aktivität tun wollen, als auch an Angehörige, die es gemeinsam mit ihnen nutzen möchten. Auch Leiterinnen von Gedächtnistrainingsgruppen finden hier wieder umfangreiches Material für die Gestaltung ihrer Gruppenstunden. Wenn weitere Personengruppen davon profitieren, ist das nur erfreulich. Möchten Sie die Aufgaben in der Aktivierung von Menschen mit Demenzerkrankung nutzen, so wählen Sie aus, welche Sie für geeignet halten, oder wandeln Sie die Aufgabenstellung entsprechend ab. Wenn Menschen an Demenz erkranken, verlieren sie damit nicht schlagartig alle kognitiven Fähigkeiten. Solange die Aufgaben sie nicht überfordern, können sie ihnen sogar beglückende Erfolgserlebnisse bringen.

Allen Nutzerinnen und Nutzern dieses Buches wünsche ich viel Freude damit!

Christiane Pröllochs

→ **Wie bereits im ersten Band finden Gruppenleiterinnen wieder umfangreiches Material für die Gestaltung ihrer Gruppenstunden. Den Link und alle weiteren Angaben zum Herunterladen der Aufgabenblätter finden Sie auf Seite 208.**

Einleitung

Geistig rege zu bleiben bis ins hohe Alter, das wünschen sich wohl alle Menschen. Sich für aktuelle Themen zu interessieren, Diskussionen verfolgen und sich daran beteiligen zu können, Lösungen für Alltagsprobleme zu finden, solche Erlebnisse geben das gute Gefühl, geistig fit zu sein. Die Namen selbst entfernter Bekannter möchte man auch dann noch wissen, wenn man sie längere Zeit nicht gesehen hat. Und es erleichtert das Leben enorm, wenn man sich nicht jede Kleinigkeit aufschreiben muss, um an sie zu denken.

Doch geht es beim Wunsch nach einem regen Geist den meisten Menschen nicht vornehmlich darum, auf Telefonbuch oder Einkaufszettel verzichten zu können oder etwa an Gedächtniswettbewerben teilzunehmen. Geistig fit zu sein umfasst viel mehr als ein intaktes Gedächtnis. Es steht wie eine Metapher dafür, dass man sein Leben auch im Alter selbst aktiv gestaltet. Dass man die eigenen Angelegenheiten überblicken und für sich regeln und dass man Entscheidungen für sein Leben fällen kann. Es geht um Autonomie und Selbstbestimmung und um die geistige Kraft und Klarheit, das Leben bis ins hohe Alter nach den eigenen Wünschen und Vorstellungen zu gestalten.

Dieses Buch richtet sich an ältere Menschen, die sich mit Spaß und spielerischer Freude geistig fit halten wollen. Es will Krankheiten wie

Demenz weder heilen noch ihnen vorbeugen. Dieser Anspruch wäre verfehlt. Ziel ist vielmehr, Freude am Gedächtnistraining zu vermitteln und die geistige Aktivität insgesamt zu fördern. Die Aufgaben haben unterschiedliche Schwierigkeitsgrade. Einige werden Sie einfach finden, an anderen können Sie Ihre Ausdauer üben, indem Sie sich Zeit nehmen und mehrfach daran knobeln, bevor Sie im Lösungsheft das Ergebnis nachschlagen.

In diesem Buch finden Sie zu unterschiedlichen Themen des alltäglichen Lebens eine Vielzahl von Aufgaben, mit denen Sie Merkfähigkeit und Konzentration, Wortschatz und Wortfindung sowie viele weitere Denkleistungen üben können. Die Aufgaben trainieren nicht isoliert einzelne Fähigkeiten, sie haben aber jeweils Schwerpunkte, die später noch erläutert werden. Um das Buch möglichst abwechslungsreich zu gestalten, enthält jedes Kapitel verschiedenartige Aufgaben.

Ein Gedächtnis wie ein – Telefonnetz!

Unser Gehirn ist ein äußerst komplexes Gebilde mit verschiedenen Funktionsbereichen. Dass Denken und Gedächtnis hier verortet sind, ist allgemein bekannt. Doch auf welche Weise werden Wissen, Fähigkeiten und Kenntnisse im Gehirn abgelegt? Stellte man sich das Gedächtnis als einen Schrank mit unzähligen Schubladen vor, in denen jeweils unterschiedliche Wissensbestände aufbewahrt werden, so wäre dies weit entfernt von den wirklichen Möglichkeiten unseres Gehirns. Denn Fähigkeiten und Kenntnisse sind nicht einzeln und isoliert abgespeichert.

Näher an der Realität ist das Bild eines weitverzweigten Telefonnetzes. Tatsächlich enthält unser Gehirn eine riesige Anzahl an Nervenzellen, die beim Lernen an ihren Enden, den Synapsen, miteinander in Kontakt treten, Verbindungen knüpfen oder sie auch wieder lösen. So ist unser Gehirn ein sehr plastisches und veränderbares Gebilde, und zwar bis ins hohe Alter. Und dies umso mehr, je aktiver und kreativer wir es nutzen.

Lernen – Anker setzen

Lernen folgt bestimmten Mechanismen. Um neue Inhalte zu lernen, brauchen wir immer etwas Bekanntes in unserem Wissen, an das wir das Neue anschließen können. Die Information muss sozusagen einen Anker werfen und sich irgendwo »verhaken« können. Je mehr Bekanntes schon da ist und an je mehr Stellen das neue Wissen anhaften kann, desto leichter fällt es uns, das Neue zu verstehen und zu behalten. So wird es einem Physiker relativ leicht fallen, einen mathematischen Zusammenhang zu begreifen, der jemandem, der sich mit Naturwissenschaften nie beschäftigt hat, wie ein Buch mit sieben Siegeln erscheint. Hat hingegen jemand Latein gelernt, wird er sich auf Grund der Verwandtschaft der Sprachen mit dem Erlernen von Italienisch oder Spanisch leichter tun als jemand ohne diese Vorkenntnisse. Das Gleiche gilt für Geschichte, Medizin oder beliebige weitere Fachgebiete.

Daraus folgt die ermutigende Erkenntnis, dass es mit immer reicherem Wissens- und Erfahrungsschatz immer einfacher wird, Neues hinzuzulernen. Denn anders als beim Bild mit den Schubladen ist unser Gehirn nicht irgendwann voll, sondern im Gegenteil, bereits vorhandene Fähigkeiten und Kenntnisse erlauben eine quasi spielerische Aneignung von noch mehr Wissen. Unsere Nervenzellen knüpfen immer weiter neue Verbindungen.

Doch nicht nur bereits vorhandenes Wissen spielt eine Rolle beim Erlernen neuer Sachverhalte oder bei der Merkfähigkeit. Entscheidend ist auch, dass wir unsere beiden unterschiedlichen Gehirnhälften nutzen. Je besser sie zusammenarbeiten, desto leichter können wir etwas behalten. Die linke Hirnhälfte ist für das rationale, analytische Denken und alles Abstrakte zuständig. Die rechte Hirnhälfte beinhaltet das fühlende, ganzheitliche Denken, die Vorstellungen von Bildern und Symbolen. Wenn wir »den Wald vor lauter Bäumen nicht mehr sehen«, heißt das, dass wir den Blick für das große Ganze, für die Zusammenhänge verloren, also die rechte Hirnhälfte vernachlässigt haben. Wir haben uns zu sehr auf Details und Einzelaspekte konzentriert und damit einen Teil der Wirklichkeit ausgeblendet. Ein kleiner Perspektivwechsel und das Thema stellt sich uns vollständiger dar.

Was bleibt uns dauerhaft in Erinnerung? In der Regel sind es diejenigen Erfahrungen im Leben, die mit starken Gefühlen verbunden waren oder sich als innere Bilder eingeprägt haben. Nutzen Sie diese Erkenntnis, wenn Sie sich etwas merken wollen. Belegen Sie es mit positiven Gefühlen und angenehmen Bildern.

Plädoyer für das Vergessen

Kennen Sie solche Situationen? Sie gehen in die Küche und wissen dort nicht mehr, was Sie holen wollten. Sie suchen verzweifelt Ihren Schlüssel und finden ihn schließlich in der Manteltasche. Sie vergessen, Ihr Enkelkind zum Geburtstag anzurufen, obwohl Sie in den Tagen zuvor immer wieder daran gedacht haben. Sie begegnen einer Bekannten, und der Name fällt Ihnen im Moment der Begrüßung nicht ein.

»Oh je, fängt es jetzt bei mir an?«, ist man leicht versucht zu denken. Die Angst, an Demenz zu erkranken, ist bei vielen Menschen groß.

Auch sprachlich scheint sich diese Furcht vor dem Vergessen zu zeigen. Es ist bemerkenswert, wie oft im Alltag der Satz »das habe ich vergessen« durch regional unterschiedliche umgangssprachliche Wendungen umgangen wird. Aussagen wie »da bin ich drüber weggekommen«, »das hab ich ganz verschwitzt«, »das ist mir durchgerutscht« oder »das ist bei mir hintenrunter gefallen«, bedeuten im Grunde alle das Gleiche: »Das habe ich vergessen.« Doch das scheint niemand gerne klar auszusprechen.

Dabei braucht längst nicht jede Vergesslichkeit als Warnsignal aufgefasst zu werden. Auch jüngeren Menschen passieren die oben beschriebenen Fehlleistungen. Sie sind oft ein Zeichen dafür, dass man viel Verschiedenes im Kopf hat, dass man geistig stark beansprucht ist. Das Gehirn blendet dann einen Teil aus.

Unser Gehirn mit seinen Nervenzellen und synaptischen Verbindungen ist in einem ständigen Wandlungs- und Umbauprozess begriffen. Das Vergessen hat eine wichtige Funktion. Bei jedem einzelnen Lernschritt wird das meiste bereits unterwegs wieder vergessen. Stellen Sie sich vor, Sie schauen sich das Preisschild an einer Jacke an, die Sie interessiert. Nach wenigen Sekunden wissen Sie, was das Kleidungsstück kosten soll. Aber können Sie noch sagen, welche genaue Form, Farbe und Größe das Preisetikett hat, aus welchem Material es gefertigt und wie es an der Jacke befestigt ist? All dies haben Sie zwar gesehen, aber Sie haben es sofort vergessen, einfach weil es vollkommen unwichtig für Sie ist. Sie erfahren das für Sie Wesentliche, den Preis der Jacke, und das genügt Ihnen. Ein anderes Beispiel: Erinnern Sie sich an einen Einkaufszettel, den Sie im vergangenen Sommer geschrieben haben? Wahrscheinlich nicht. Es werden sogar viele verschiedene gewesen sein. Sie wissen nicht mehr, was darauf stand, weil Sie diese Informationen nicht mehr benötigen. Durch das Vergessen spart unser Gehirn wichtige Ressourcen. Bestimmte Dinge zu vergessen bedeutet, dass Sie unterscheiden können zwischen Wesentlichem und Unwichtigem.

Gedächtnistraining im Alltag

So wie Sie Ihren Körper fit und in Schwung halten, wenn Sie sich regelmäßig bewegen und körperlich fordern, können Sie auch Ihre geistigen Fähigkeiten trainieren, indem Sie die unzähligen Möglichkeiten nutzen, die Ihnen im Alltag begegnen. Überschlagen Sie beim Warten an der Kasse, wie hoch der zu zahlende Betrag sein wird. Versuchen Sie, die Telefonnummer Ihrer Freundin aus dem Gedächtnis zu wählen, bevor Sie sicherheitshalber noch mal im Telefonbuch nachschlagen. Studieren Sie die Betriebsanleitung eines neuen Geräts und bitten Sie erst jemanden um Hilfe, wenn Sie selbst nicht damit zurechtkommen.

Sie fordern sich geistig immer dann, wenn Sie die Pfade der Gewohnheit verlassen. Wenn Sie etwas anders tun als üblich. Das können kleine Alltagstätigkeiten sein. Nehmen Sie beim Zähneputzen einmal die andere Hand. Setzen Sie sich bei Tisch an eine andere als Ihre gewohnte Seite. Blättern Sie die Zeitung von hinten nach vorne durch. Gehen Sie beim Einkaufen einen anderen Weg durch die Gänge im Supermarkt. Eine kleine Vorstellung von der Macht der Gewohnheit gewinnen Sie schon durch folgende kleine Experimente: Klatschen Sie wie beim Applaudieren in die Hände. Welche Hand ist die klatschende, welche die aufnehmende? Wechseln Sie das einmal. Sie werden merken, wie fremd sich das anfühlt. Verschränken Sie Ihre Arme vor dem Oberkörper. Welcher Arm liegt oben? Wechseln Sie nun die Arme und verschränken Sie sie andersherum. Es geht nicht wie von selbst, Sie müssen es aktiv und bewusst tun. Je mächtiger eine Gewohnheit ist und je stärker in uns verankert, desto mehr ist unser Gehirn herausgefordert, wenn wir sie durchbrechen und etwas Neues ausprobieren wollen.

Wie Sie dieses Buch nutzen können

Unser Geist liebt Herausforderungen, besonders wenn sie mit positiven Gefühlen verbunden sind. Freude, Spaß, Begeisterung, Interesse lösen im Gehirn Aktivität aus. Es ist rege, in Aktion. Die beste Voraussetzung für geistige Leistungsfähigkeit ist eine positive und optimistische Einstellung zu den Herausforderungen. Zeitmangel, Leistungsdruck, Überforderungsgefühle oder Angst engen unsere Denkfähigkeiten ein. Eine heitere, gelöste Stimmung, Freude, eine wohlwollende Atmosphäre hingegen fördern Konzentrationsfähigkeit und kreatives Denkvermögen.

Gehen Sie mit dieser positiven Einstellung an die Aufgaben in diesem Buch. Es soll Ihnen Freude bereiten, sodass Sie gerne damit arbeiten. Wenn Ihnen eine Übung viel zu leicht oder zu schwer vorkommt, lassen Sie sie aus. Vielleicht ist sie nicht die richtige für Sie. Menschen haben unterschiedliche Vorlieben und Stärken. Sie brauchen das Buch nicht von vorn nach hinten durchzuackern, Sie können sich einfach die Aufgabenblätter aussuchen, zu denen Sie gerade jetzt besonders viel Lust haben. Und: Sinnvoller als ein kleiner Gehirnmarathon, bei dem Sie sportlich das ganze Buch auf einmal bearbeiten, ist es, die Ausdauer zu üben und jeden Tag ein wenig zu trainieren.

Die Übungsbereiche in diesem Buch

Ein Sportler, der Krafttraining absolviert, will wissen, welche Muskelgruppen er mit einer bestimmten Übung trainiert. Genauso interessiert es Sie vielleicht, welche Denkleistungen Sie mit den verschiedenen Aufgaben in diesem Buch üben. Neben der allgemeinen Förderung von Konzentration, Aufmerksamkeit, geistiger Ausdauer und Aktivität haben die Übungen auch Schwerpunkte, die nun im Folgenden beschrieben werden.

Erinnerung und Erörterung

Am Anfang jedes Kapitels finden Sie unter der Überschrift: »Sie sind gefragt!« Fragen zum Thema. Hier geht es nicht um Wissen, sondern um Ihre persönliche Meinung und Haltung und um Ihre Erinnerungen. Sie aktivieren damit Ihr Langzeitgedächtnis. Persönliche Erinnerungen sind im sogenannten episodischen Gedächtnis gespeichert. Wie andere Gedächtnisinhalte auch werden sie nicht als einzelne Fragmente, sondern in Gesamtzusammenhängen abgelegt. So können Sie vielleicht die Frage nach Ihrem ersten Kinderbuch nicht spontan beantworten. Sie kommen der Antwort aber vielleicht auf die Spur, wenn Sie sich fragen, wer Ihnen als Kind Märchen erzählt oder Geschichten vorgelesen hat. Können Sie solch eine Situation vor Ihrem inneren Auge heraufbeschwören? Erinnern Sie sich an die Stimmung, an die Atmosphäre, wenn Geschichten erzählt wurden?

Erinnerungen können viele Jahre lang im Verborgenen bleiben. Manchmal werden sie plötzlich wachgerufen, ohne dass wir dies beabsichtigt haben – vielleicht durch einen Geruch, den wir wahrnehmen, durch eine Melodie, die mit einem bestimmten Moment als prägende Hintergrundmusik verknüpft ist, oder auch durch einen Satz, der im vertrauten Heimatdialekt gesprochen wird. Verborgene Erinnerungen lassen sich nicht aus ihrem Versteck herauszwingen. Sie können aber möglicherweise geweckt werden, wenn wir uns ihnen in einer freundlich fragenden inneren Haltung zuwenden. Oft ist dies im Gespräch leichter, besonders wenn das Gegenüber ähnliche Erfahrungen teilt. Manchmal kommt die Erinnerung dann wieder.

Den reichen Schatz an persönlichen Erinnerungen zu wecken und zu beleben ist das Ziel der biographischen Fragen, die am Anfang jedes Kapitels stehen. Sie können diese Fragen schriftlich beantworten, zum Beispiel in einem Buch oder Heft, das Sie sich dafür anlegen und in dem Sie eine eigene kleine Autobiographie entlang der Themen verfassen. Sie können die Fragen auch auf einen Spaziergang mitnehmen und ihnen nachsinnen. Vielleicht tauschen Sie sich mit jemandem Ihrer Generation darüber aus, oder Sie erzählen Ihren Kindern oder Enkeln davon. Sie brauchen die Fragen nicht alle »durchzuarbeiten«. Suchen Sie sich diejenigen aus, die zu Ihnen sprechen, die Sie interessieren. Vielleicht werden andere zu einem späteren Zeitpunkt wichtig für Sie.

Faktenwissen

Jedes Kapitel in diesem Buch beinhaltet Quiz-Fragen. Sie haben jeweils drei verschiedene Antwortmöglichkeiten und sollen ankreuzen, welche davon die einzige richtige ist. Mit den Quizfragen überprüfen Sie Ihr Faktenwissen zu diesem Thema. Manche Fragen werden Sie leicht beantworten können, wenn Sie sich mit der Materie auskennen. Bei anderen werden Sie sich auf das Schätzen verlegen. Wenn Sie anschließend in den Lösungen nachsehen, finden Sie das richtige Ergebnis. Und wenn Sie mögen, erweitern Sie Ihr Faktenwissen, indem Sie es sich merken.

Andere Aufgaben zum Faktenwissen sind die Kreuzworträtsel zu den einzelnen Themen. Doch Vorsicht, es sind auch fachfremde Begriffe eingestreut, wenn sie sich aufgrund der Buchstabenkombinationen als besonders passend angeboten haben. Sie besitzen sicherlich genug Flexibilität, um auch diese Begriffe zu erraten.

Bei den Silbenrätseln sind Faktenwissen und Kombinationsvermögen gefragt. Hier suchen Sie aus einem Vorrat an Silben diejenigen heraus, die Sie für die Lösungsworte zur Verfügung haben.

Aufmerksamkeit und Konzentration

Konzentration ist die Grundvoraussetzung, wenn Sie etwas lernen oder sich merken wollen. Das gilt bereits für das Ausführen einer Tätigkeit, die Ihnen nicht automatisch von der Hand geht. Konzentration bedeutet, unsere Aufmerksamkeit zu bündeln auf einen bestimmten Gegenstand, eine Handlung, einen Gedanken oder Lernstoff hin. In konzentriertem Zustand sind wir »ganz bei der Sache«. Wir lassen uns nicht ablenken, weder von außen, zum Beispiel durch Geräusche, noch von innen, beispielsweise durch sachfremde Gedanken oder den Impuls, etwas anderes zu tun. In einem Zustand hoher Konzentration können wir besonders leicht lernen und schöpferisch tätig sein.

Sich über einen längeren Zeitraum konzentrieren zu können, fällt vielen Menschen nicht leicht. Es erfordert Selbstdisziplin, dranzubleiben, nicht bei der ersten Regung von Langeweile, Lustlosigkeit oder Müdigkeit aufzugeben. Falls Ihnen das schwerfällt, können Sie dies aber üben. In diesem Buch finden Sie viele Aufgaben dafür. Doch auch das alltägliche Leben bietet uns ständig Möglichkeiten dazu. Stärken Sie Ihre Konzentration, indem Sie eine Handlung bewusst mit ungeteilter Aufmerksamkeit ausführen. Ob Sie nun Zwiebeln schneiden, eine Tasse Tee trinken oder spazieren gehen, sammeln Sie Ihre Gedanken in dem Augenblick. Erleben Sie das, was Sie in diesem Moment tun, mit allen Sinnen und Empfindungen. Sie werden dies nicht als Dauerzustand einrichten können. Zu leicht schwirren unsere Gedanken davon und gehen ihrer eigenen Wege. Aber machen Sie diese Übung ab und zu zwischendurch. Sie werden feststellen, dass Sie nicht nur lernen, sich besser zu konzentrieren, sondern dass sich auch Ihre Wahrnehmung dessen, was um sie herum vorgeht, vertieft.

Natürlich ist Konzentration bei allen Aufgaben in diesem Buch eine Voraussetzung, und sie wird dadurch immer mitgeschult. Einige Übungen trainieren sie aber in besonderem Maße. Zum Beispiel, wenn Sie aus Buchstabenreihen Worte erkennen oder in Zahlenreihen oder -feldern bestimmte Zahlenkombinationen finden sollen. Wenn Ihnen diese Aufgaben zu einfach vorkommen, können Sie Ihre Leistung dadurch steigern, dass Sie sich ein Zeitlimit setzen, etwa das, die Übung innerhalb einer Minute durchzuführen.

Sprache und Denken

Sprache und Denken hängen eng miteinander zusammen und beeinflussen sich wechselseitig.

Vielleicht kennen Sie das: Sie sind sich sicher, dass Sie über einen bestimmten Sachverhalt Bescheid wissen. Nun fragt Sie jemand danach, und Sie sollen ihn erklären. Sie kommen ins Stocken und merken, so ganz genau ist Ihnen das doch nicht klar. Ob Sie etwas wirklich verstanden haben, können Sie am besten überprüfen, indem Sie es laut aussprechen. Versuchen Sie z. B. einmal zu erklären, wodurch Tag und Nacht entstehen oder wie eine Mondfinsternis zustande kommt.

Beim Sprachwortschatz unterscheidet man den aktiven vom passiven Wortschatz. Der passive Sprachwortschatz ist um ein Vielfaches größer als der aktive. Er umfasst alle Wörter, die wir verstehen, ob wir sie nun in unserem eigenen Sprechen benutzen oder nicht. Der aktive Wortschatz umfasst nur diejenigen Begriffe, die wir selbst verwenden. Schenken wir unserer Sprache Aufmerksamkeit, bedienen wir uns einer reichen, differenzierten Sprache, so wird dies nicht nur unser Denken facettenreicher werden lassen, sondern sich auch auf unser Wahrnehmen, Fühlen und Empfinden auswirken. Auch hier werden wir mehr Nuancen entdecken, je genauer wir das, was wir fühlen, erleben oder wahrnehmen beschreiben. Wir können unseren aktiven Sprachwortschatz mit etwas Achtsamkeit und Übung erweitern.

Wenn Sie mögen, beobachten Sie einmal Ihr eigenes Sprechen. Fallen Ihnen Worte auf, die Sie häufig benutzen, obwohl Sie eine Vielzahl von Synonymen, also Wörtern mit ähnlicher Bedeutung, kennen? Wie oft gebrauchen Sie die Wörtchen »gut« oder »schön«, wenn Sie etwas erzählen? Was bedeutet gut oder schön im jeweiligen Zusammenhang genau? Gäbe es Begriffe, die das, was sie ausdrücken wollen, treffender beschreiben?

»Das war ein gutes Gespräch«, sagen Sie vielleicht. Inwiefern war das Gespräch »gut« für Sie? War es interessant, inspirierend, offen, ehrlich, erheiternd, klärend, erhellend, tröstend, hilfreich, befreiend, erleichternd, berührend, anrührend, beschwingt …? Mit einer solchen Aussage werden Sie Ihren Gesprächspartnern eine genauere Rückmeldung darüber geben, was ein Gespräch in Ihnen ausgelöst hat, und auch Ihnen selbst wird es damit klarer sein.

Haben Sie Mut, neue, für Sie ungewohnte Begriffe in Ihren aktiven Wortschatz aufzunehmen. Sie finden dafür in diesem Buch immer wieder Anregungen und Übungen.

Hierzu gehören folgende Aufgaben:

Die Aufgabe »Alle neune« gibt Ihnen jeweils neun Buchstaben vor, die in einem Quadrat angeordnet sind. Aus ihnen sollen Sie so viele Worte wie möglich zusammensetzen. In jedem neuen Wort dürfen alle neun Buchstaben verwendet werden, jedoch nur genau diese in der vorgegebenen Anzahl. Es gibt immer ein Wort, das alle neun Buchstaben enthält. Sie üben damit nicht nur das Finden von Begriffen, sondern auch das Zusammenspiel von rechter und linker Gehirnhälfte, indem Sie aus einzelnen Elementen etwas Ganzes herausfinden bzw. zusammensetzen.

Bei den »Wortsammlungen« schreiben Sie alle Wörter auf, die mit einem vorgegebenen Begriff beginnen, zum Beispiel Wald (Waldmeister, Waldtiere, Waldbeeren …).

Einige Wortschatzübungen fragen nach Begriffen mit ähnlicher Bedeutung wie der vorgegebenen. Wie im oben erläuterten Beispiel zum »guten Gespräch«. Oder es wird nach Tätigkeiten gefragt. Immer geht es darum, alle Begriffe, die Ihnen einfallen, aufzuschreiben. Manchmal werden das zunächst nur wenige sein. Dann bleiben Sie eine Weile bei der Übung, oder kommen Sie später noch einmal darauf zurück.

Auch das Alphabet bietet uns Möglichkeiten, am Wortschatz zu arbeiten, indem wir beispielsweise Speisen, Blumen oder Bäume zu jedem Buchstaben des Alphabets aufzählen.

Eine weitere Aufgabe für unser Sprachverständnis sind die Übungen »Vorangestellte« bzw. »Angehängte Worte« und die »Brückenrätsel«.

Zu vorgegebenen Wörtern in einer Reihe finden Sie eines, das jedem anderen vorangestellt bzw. angehängt werden kann, sodass sich jeweils ein neues sinnvolles Wort ergibt. Beim Brückenrätsel soll das gesuchte Wort dem ersten angehängt, dem zweiten vorangestellt werden können.

Eine Möglichkeit, unsere sprachliche Kreativität zu üben, ist, sich einen Buchstaben vorzunehmen und einen Satz zu bilden, bei dem alle Wörter mit diesem Buchstaben beginnen. Das ist gar nicht so einfach. Es macht aber Spaß, wenn man sich erlaubt, auch ein wenig verrückt klingende Sätze gelten zu lassen.

Mit all diesen Aufgaben kreisen Sie spielerisch um Worte und Sprache, üben die Wortfindung und bereichern Ihren sprachlichen Ausdruck.

Aufgaben zum Textgedächtnis

Passiert es Ihnen manchmal, dass Sie beim Lesen der Zeitung oder eines Buches nach einem Abschnitt merken, dass Sie nicht mehr genau wissen, was Sie gerade gelesen haben? Wahrscheinlich waren Sie mit Ihren Gedanken nicht ganz bei der Sache, haben parallel zum Lesen an etwas anderes gedacht. Mit den Aufgaben zum Textgedächtnis üben Sie, konzentriert zu lesen, den Inhalt des Textes aufzunehmen, zu verstehen und zu behalten. Hilfreich ist, beim Lesen Bilder oder Filme vor dem inneren Auge entstehen zu lassen. Je lebendiger Ihre bildliche Vorstellungskraft die Worte umsetzt, desto leichter können Sie die Inhalte wieder abrufen. Bei den »Merktexten« üben Sie dies und überprüfen jeweils im Anschluss, wie gut es Ihnen gelungen ist. Nehmen Sie diese Übungen als Anregung, ähnliche oder entsprechende Fragen beim Lesen von Zeitung, Büchern oder anderen Texten im Hinterkopf zu haben und damit Ihre Aufmerksamkeit im Lesen zu bündeln.

Gedichte auswendig lernen

Wann haben Sie zum letzten Mal ein Gedicht gelernt? Früher war das Auswendiglernen in der Schule gang und gäbe. Verse wurden zu verschiedenen Anlässen wie Weihnachten oder zum Geburtstag der Mutter aufgesagt. Viele ältere Menschen können dadurch auf einen Schatz an Gedichten und Liedstrophen zurückgreifen. Solche Texte können uns unser Leben lang begleiten. Wenn sie uns in einer bestimmten Situation einfallen, beschreiben sie diese manchmal besser, als uns das mit eigenen Worten möglich wäre. Ob sie nun gefühlvoll, erheiternd, tiefsinnig, von hoher emotionaler Intensität oder besonderer Schönheit für uns sind, Worte können einen unbeschreiblichen Reichtum darstellen. In diesem Buch finden Sie Gedichte, die Sie möglicherweise noch aus Ihrer Jugend kennen oder aber neu auswendig lernen können. Es ist nie zu spät dazu.

Merkfähigkeit trainieren – Gedächtnisstrategien

Sie werden in diesem Buch verschiedene Methoden kennenlernen, sich eine Reihe von Begriffen oder Gegenständen zu merken. Eine der Techniken ist zum Beispiel, die Begriffe in sinnvolle Einheiten zu ordnen. Sie wird im Kapitel Einkaufen vorgestellt. Sie können die Worte auch bildhaft zu einer Geschichte aneinanderreihen. Dazu gibt es unter der Überschrift »Wort für Wort« in mehreren Kapiteln Übungsmöglichkeiten. Beim Thema Garten schließlich lernen Sie unter der Überschrift »Gartenweg – Gedächtnispfad« die Loci-Methode kennen (von lateinisch locus = Ort), bei der Sie die zu merkenden Gegenstände im Geiste mit Ihnen vertrauten Plätzen verbinden. Das Einprägen und Wiederabrufen von Inhalten üben Sie auch beim Lernen von unbekannten Ausdrücken, wie zum Beispiel im Kapitel Gesundheit die Übung mit den Fachbegriffen aus der Medizin.

Bildgedächtnis

Zu einigen Themen finden Sie ein Merkbild oder eine Merkbild-Collage aus mehreren Einzelfotos. Betrachten Sie die Fotos in Ruhe, und machen Sie sich bewusst, was Sie alles sehen. Achten Sie neben dem Gesamteindruck auch auf Details. Wenn Sie meinen, das Bild gut verinnerlicht zu haben, blättern Sie um. Auf der folgenden Seite finden Sie Fragen, anhand derer Sie überprüfen können, wie genau Sie sich das Foto oder die Collage eingeprägt haben. Sie üben mit diesen Aufgaben Ihre Merkfähigkeit für Bilder.

Kategorisieren

Eine wichtige ordnende Funktion unseres Intellekts ist das Kategorisieren. Wir sortieren Sachverhalte, Fakten, Begriffe, Bilder und Ereignisse nach ihrer Zusammengehörigkeit. So können wir sie mental einordnen, verarbeiten und behalten. Kategorien bilden wir, indem wir das Gleichartige an Dingen oder Begriffen erkennen und etwas als andersartig unterscheiden, das dieses Merkmal nicht teilt. Bei den Aufgaben mit der Überschrift: »Was passt nicht in diese Reihe?« ist dieses Kategorisieren gefragt. In der Reihe der Begriffe rot – gelb – drei – grün ist eindeutig der Begriff drei derjenige, welcher nicht in die Reihe passt. Die anderen sind Farben, drei ist eine Zahl. Hier fällt es leicht, einen Oberbegriff für die zu einer Kategorie gehörenden Worte zu finden. Die Aufgaben dieser Art enthalten einfache und schwierigere Reihen. Dabei hängt Ihr Urteil natürlich auch mit Ihrem Vorwissen auf dem jeweiligen Gebiet zusammen. Nicht immer ist das Gemeinsame in der Reihe inhaltlicher Natur, es kann auch in der Wortart liegen. Manchmal verbirgt sich zum Beispiel ein Tätigkeitsbegriff zwischen mehreren Eigenschaftsworten. Oder der Unterschied liegt im Schriftbild, wenn beispielsweise alle Worte bis auf eines mit dem gleichen Anfangsbuchstaben beginnen.

Kochen

Omas Kartoffelsalat

Meine Freundin hatte zum Geburtstag nur einen Wunsch: Niemand möge ihr etwas schenken – sie habe ja schon alles –, aber alle sollten zum Fest eine kleine Köstlichkeit fürs Buffet mitbringen.

Wie immer musste bei mir an diesem Abend dann doch wieder alles ganz schnell gehen. Und so kam ich kurz vor knapp ziemlich abgekämpft bei ihrem Fest an. Ich stellte meine Glasschale mit Kartoffelsalat aufs Buffet zwischen allerlei dekorative kulinarische Kunstwerke, und ich kam mir etwas schäbig vor mit meinem einfachen Beitrag. Obwohl ich hübsch noch ein paar Tomatenviertel und Basilikumblättchen als Dekoration darauf drapiert hatte. Das Fest nahm seinen Lauf, das Buffet wurde gestürmt, am Ende blieb kaum etwas übrig. Meine Freundin war voll des überschwänglichen Danks. Wie mir nur immer dieser herrliche Kartoffelsalat so einzigartig gelinge. Beim Abschied bat sie mich, ich müsse ihr unbedingt das Rezept meiner Großmutter verraten, auf das ich mich immer berief. »Das ist ganz einfach«, erklärte ich ihr, »das Geheimnis ist, die Kartoffeln in noch gut warmem Zustand zu schneiden, einen einfachen Apfelessig zu verwenden und unbedingt eine Prise Zucker hinzuzufügen.« Meine Freundin versicherte mir, sie werde das schon bald ausprobieren. Etwas nachdenklich kam ich nach Hause. »Was denkst du«, fragte ich meinen Mann, »hätte ich ihr den Supermarkt verraten sollen, in dem ich den Kartoffelsalat immer kaufe?«

Sie sind gefragt!

▷   Kochen Sie gern?

▷   Wo oder von wem haben Sie das Kochen gelernt?

▷   Was kochten Sie füher besonders häufig?

▷   Gibt es in ihrer Familie ein besonderes Familienrezept, das durch die Generationen weitergegeben wird?

▷   Konnte Ihre Mutter ein Gericht ganz besonders gut kochen?

▷   Welche Gewürze verwendeten Sie oft? Wofür?

▷   Wie war die Küche in Ihrer Kindheit ausgestattet?

▷   Erinnern Sie sich an den Duft, wenn bestimmte Speisen gekocht wurden?

▷   Welche Geräte hatte man? Welche noch nicht?

▷   Wie sah der Herd aus?

▷   Welche Gerichte gab es in Ihrer Kindheit oft?

▷   Was waren Ihre Leibspeisen als Kind?

▷   Gab es »Sonntagsessen«?

▷   Was waren Festtagsessen, was gehörte unbedingt dazu?

▷   Wie wurde der Tisch gedeckt im Vergleich zu sonst?

▷   Welche Speisen und Getränke kamen erst im Laufe der letzten Jahrzehnte auf?

▷   Was halten Sie von Cappuccino, Espresso, Balsamico-Essig, Honigsenf?

▷   Erinnern Sie sich an die ersten Kiwis, Avocados …?

▷   In jeder Familie gibt es einen Verhaltenskodex, nach dem man sich zu richten hat. Kinder lernen, was den Eltern wichtig ist, was ihre Werte sind. Das betrifft auch das Essen.

▷   Gab es bei Ihnen Gebote zum Essen?
  * Man wirft nichts weg.
  * Was auf dem Teller liegt, wird aufgegessen.
  * Was auf den Tisch kommt, wird gegessen.
  * Mit Essen spielt man nicht.

▷   Wie denken Sie heute über diese Normen?

▷   Fällt es Ihnen heute noch manchmal schwer, etwas liegen zu lassen, obwohl Sie schon satt sind?

Resteverwertung

»Eine Frau kann im Nu aus nichts einen Hut, eine Szene oder ein Abendessen machen.«

Marc Twain

Kochen hat viel mit Kreativität zu tun. Vielleicht kennen Sie folgende Situationen. Bitte notieren Sie alles, was Ihnen spontan dazu einfällt.

1. Sie haben noch drei Brötchen von vorgestern zu Hause. Die wollen Sie nicht verderben lassen. Wie verwerten Sie sie?

    _____

    _____

2. Sie bekommen überraschend Besuch, der Hunger mitbringt. Was haben Sie für solche Fälle immer im Haus?

    _____

    _____

3. Sie haben von gestern noch eine Portion abgekochte Nudeln übrig. Was bereiten Sie daraus heute zu?

    _____

    _____

4. Sie haben kaum noch etwas im Haus, aber eine Packung Grieß und Eier finden sich. Was kochen Sie?

    _____

    _____

→ Lösungsheft Seite 3

Quiz rund ums Kochen

Bitte kreuzen Sie die jeweils richtige der drei Antworten an.

1. Was ist eine »Flotte Lotte«?
    a) umgangssprachlich für eine fleißige Küchenhilfe
    b) Bistrowagen in schnellen Fernzügen
    c) Küchengerät zum Passieren

2. Bei wie viel Grad kocht Wasser?
    a) bei 95,7 °C
    b) bei 100 °C
    c) bei 102,5 °C

3. Was bedeutet »blanchieren«?
    a) mit heißem Wasser kurz überbrühen
    b) mit heißem Wasser bleichen
    c) in warmem Wasser ziehen lassen

4. Was ist eine Farce?
    a) eine Schokoladensoße
    b) eine Füllung für Fleisch- und Fischgerichte
    c) eine kleine Kasserolle zum Flambieren

5. Der Dampfkochtopf
    a) Der erste Dampfdrucktopf wurde 1679 von Denis Papin erfunden.
    b) Im Dampfkochtopf wird bei niederen Temperaturen ein beschleunigter Garvorgang erzeugt.
    c) Das Sicherheitsventil dient der Vermeidung eines möglichen Unterdrucks.

6. Warum schmecken stark fetthaltige Speisen besonders lecker?
    a) weil sie dick machen
    b) wegen des Eigengeschmacks von Fett
    c) weil Fett ein Geschmacksträger ist

7. Woraus werden Schupfnudeln hergestellt?
    a) aus Nudelteig
    b) aus Hefeteig
    c) aus Kartoffelteig

8. Was ist Tafelspitz?
    a) Tischwäsche aus Damast
    b) österreichisches Gericht
    c) Platz des Ehrengastes an einer Festtafel

9. Was ist »Ceran«?
    a) Markenname der ersten Glaskeramikkochfelder
    b) Name eines Dichters, Vorname Paul
    c) spezielle Innenbeschichtung von Pfannen und Töpfen

10. Was ist ein Simmertopf?
    a) hoher Topf zum Simmern von Spargel
    b) doppelwandiger Topf zum Erhitzen im Wasserbad
    c) Campingtopf zur Verwendung auf Gaskochern

11. Was bedeutet die Abkürzung BE?
    a) Broternährungswert
    b) Blutenzym
    c) Broteinheit

12. Erbswurst ist
    a) eines der ältesten industriell hergestellten Fertigprodukte
    b) eine aus Erbsen hergestellte vegetarische Wurstalternative
    c) eine Lyoner Wurstsorte mit Erbsen im Fleischanteil

13. Was ist Moussaka?
    a) schaumige Schokoladencreme
    b) asiatisches Linsengericht
    c) Auflaufgericht, bekannt aus der griechischen Küche

14. Das Mindesthaltbarkeitsdatum
    a) kennzeichnet das Verfallsdatum von Lebensmitteln
    b) benennt, wie lang Speisen auf jeden Fall konsumiert werden
        können
    c) begrenzt das Rückgaberecht auf den genannten Termin

→ Lösungsheft Seite 3

Sprichwörter und Redensarten

Rund um das Thema Essen gibt es viele Sprichwörter und Redensarten. Hier sind sie ein wenig verändert worden. Schreiben Sie die richtigen jeweils in die Zeilen darunter.

1. Vater ist der beste Koch.

   _____

2. Viele Esser verderben den Brei.

   _____

3. Freundschaft geht durch den Laden.

   _____

4. Eigenes Pferd ist Goldes Wert.

   _____

5. Alles hat ein Ende, nur der Durst hat frei.

   _____

6. Mit Dreck fängt man Läuse.

   _____

7. jemandem den Zucker vom Toast holen

   _____

8. um das weiche Ei herumreden

   _____

9. den Spaten riechen

   _____

10. jemandem Schokolade um den Bart schmieren

    _____

11. Es wird nichts so kalt genossen, wie es gemocht wird.

    _____

12. Trockenes Boot macht Zangen rot.

_____

13. Die anderen kochen auch nur mit Brühe.

_____

14. Er findet immer den Star in der Suppe.

_____

15. Da bleibt einem das Gebiss im Halse stecken.

_____

16. Der Antrieb kommt beim Essen.

_____

17. Leerer Bauch trainiert nicht gern.

_____

18. Vor dem Essen sollst du muh'n!

_____

19. jemandem die Läuse vom Kopf essen

_____

20. am Taschentuch nagen

_____

21. Wie die Schabe im Dreck leben.

_____

22. Der hat seinen Speck abbekommen.

_____

23. Ich hab dich zum Essen lieb!

_____

24. die Soße auslöffeln, die man sich eingefüllt hat

_____

→ Lösungsheft Seite 4

Buchstabensuppe

Gesucht sind Speisen von A wie Auflauf bis Z wie Zucchinigemüse. Bitte notieren Sie zu den folgenden Buchstaben des Alphabets mindestens ein Gericht oder Lebensmittel. Wenn Ihnen Ideen fehlen, gehen Sie im Geiste Ihren Kühlschrank oder die Leibspeisen Ihrer Lieben durch.

A _____

B _____

C _____

D _____

E _____

F _____

G _____

H _____

I _____

J _____

K _____

L _____

M _____

N _____

O _____

P _____

Q _____

R _____

S _____

T _____

V _____

W _____

Z _____

→ Lösungsheft Seite 5

Wörter verbinden

Bitte verbinden Sie die Wörter der linken mit denen der rechten Spalte so, dass sich Küchengeräte ergeben. In beiden Spalten darf jedes Wort nur einmal verwendet werden.

1.	Kaffee		Öffner
2.	Koch		Gerät
3.	Wasser		Maschine
4.	Dosen		Mixer
5.	Küchen		Mühle
6.	Rühr		Kessel
7.	Stab		Löffel
8.	Schaum		Messer
9.	Salat		Hobel
10.	Spargel		Kelle
11.	Brot		Schleuder
12.	Schöpf		Kocher
13.	Spatzen		Löffel
14.	Eier		Schäler

→ Lösungsheft Seite 5

Alle neune!

Bilden Sie aus den Buchstaben in diesem Quadrat Wörter. Finden Sie eines, das alle neun Buchstaben enthält?

P	A	L
T	K	A
F	S	O

Zusammengesetzte Worte

Finden Sie Wörter, die mit folgenden Worten beginnen, wie z. B. Koch-*buch*.

Koch _____   Küchen _____
Koch _____   Küchen _____
Koch _____   Küchen _____
Koch _____   Küchen _____
Koch _____   Küchen _____
Koch _____   Küchen _____
Koch _____   Küchen _____

Wortschatzübung

Essen kann nicht nur »gut« schmecken. Welche sinnverwandten Eigenschaftswörter fallen Ihnen ein?

lecker
_____

_____

_____

_____

→ Lösungsheft Seiten 5 und 6

Garzeiten errechnen

In einem Kochbuch werden minutengenaue Garzeiten angegeben.

Bei Nutzung eines Schnellkochtopfes sind davon jeweils 8 Minuten abzuziehen, bei Zubereitung im Römertopf müssen 15 Minuten hinzugerechnet werden.

Bitte ziehen Sie von den Zahlen in der Mitte jeweils 8 ab und rechnen Sie 15 hinzu.

-8		+15
27	35	*50*
	60	
	75	
	48	
	23	
	30	
	45	
	15	
	53	
	74	
	86	
	90	
	103	
	125	

→ Lösungsheft Seite 6

Gewürze in Buchstabenreihen

Hier ist Ihre Konzentration gefragt. In diesen Buchstabenreihen sind 22 Gewürze versteckt. Bitte unterstreichen Sie sie so schnell wie möglich.

1. dhugnoerpedklgpomvpetersiliejungeminotgluhlihastungkslidillienad

2. krutidnsikoetradsifungitsindhischnitischnittlauchumangeigldischinit

3. manddmajorankdingkinmgangdgnikgntilncihenkonndmtiiamajdelirn

4. jdgnbasiklanylindibadisxnablijnienibsbasilikumdndingiiethymianxy

5. orgnimajndonjdoeriakgalonaoreganogneinealrerindmaltiorelapriman

6. imraoesandrosmarinnieorersogameinridrasidnidomanadglngihrneine

7. supflenflentgiakdivnarosenpaprikandindmgingdineapepperonisnaig

8. jdungcurrynungtundggnidlcntusrrynmtidyndinficurcumandiyndfifuc

9. djunfkruszemkümalsifkümallemsndkreuzkümmelndungkümmeldnd

10. ndhedikdnaleldkendnhdinelkenndingihgnkeldlnsalzgkeinrndirnelel

11. sndinsasdndienanisdindmgvnaidndiavalndlnignaslnidsnavanillendn

12. ininmtnsigzendzeninmmitzndiemzimtmdininminzendjdnizmdnidizi

13. pdtkdingpifeafndinigkagfpefpfnpfeffernsindigkpifindwasernrpftern

14. lndnblobcknsindidovlaloblrochkbldhandihbockshornkleendungkisd

→ Lösungsheft Seite 7

Speisekarte

Bitte prägen Sie sich diese Speisekarte möglichst gut ein. Lesen Sie sie mehrmals aufmerksam durch, und stellen Sie sich die Gerichte bildlich vor. Wenn Sie alle verinnerlicht haben, blättern Sie um. Sie finden auf der nächsten Seite Fragen, die Sie aus dem Gedächtnis beantworten sollen.

▷ Wiener Schnitzel mit Pommes frites und Salat

▷ Hirschragout mit Klößen und Rotkohl

▷ Hacksteak mit Bratkartoffeln und Salat

▷ Gegrillter Lachs an grünen Bandnudeln

▷ Forelle blau mit Salzkartoffeln

▷ Bunte Gemüseplatte mit Béchamelsoße

▷ Großer gemischter Salat mit Putenstreifen

▷ Salat »Nizza« mit Thunfisch und Oliven

▷ Kartoffelpuffer mit Apfelmus

Fragen zur Speisekarte

1. Wie viele Fleischgerichte stehen auf der Karte?

    _____

2. Welche Gerichte beinhalten Salat?

    _____

3. Wie viele Gerichte ohne Fleisch und Fisch gibt es hier?

    _____

4. Was beinhaltet der Salat »Nizza«?

    _____

5. Zu welchem Gericht gibt es etwas Süßes?

    _____

6. Zu was werden grüne Bandnudeln gereicht?

    _____

7. Welches Gericht steht als oberstes auf der Karte?

    _____

→ Lösungsheft Seite 7

Buchstabenquadrat Kochen

In diesen Buchstaben sind verschiedene Speisen versteckt. Sie finden sie waagrecht, senkrecht und diagonal, vorwärts und rückwärts geschrieben.

A	S	T	A	L	A	S	N	E	T	A	M	O	T	E	T
K	W	E	T	R	F	G	H	U	J	B	J	K	L	N	R
N	Ü	V	T	U	J	K	U	I	K	L	A	S	D	O	G
Ö	D	R	Ä	U	C	H	E	R	L	A	C	H	S	B	U
D	U	O	B	W	A	G	B	U	K	U	R	G	S	S	M
E	K	U	U	I	E	Z	L	I	P	K	I	U	I	T	L
L	N	L	F	R	S	E	R	Z	U	R	K	M	E	Q	O
A	M	A	G	T	T	S	A	T	P	A	O	K	R	U	F
S	E	D	B	N	E	R	U	R	Z	U	P	L	H	A	G
F	R	E	E	S	H	U	F	P	H	T	D	Ö	C	R	I
B	V	N	Ü	F	I	T	L	H	P	E	G	D	L	K	H
I	O	M	R	G	J	G	A	O	N	E	B	R	I	X	E
L	E	E	U	T	S	R	U	W	M	L	N	E	M	N	T
G	R	G	P	D	Z	U	F	G	B	Ö	M	S	A	F	G
E	T	I	H	A	C	K	B	R	A	T	E	N	Z	D	E
N	L	E	F	F	O	T	R	A	K	T	A	R	B	E	T

Kürbissuppe, Tomatensalat, Räucherlachs, Rouladen, Knödel, Blaukraut, Hackbraten, Bratkartoffeln, Gemüse, Pudding, Obstquark, Auflauf, Wurst, Milchreis, Pilze

→ Lösungsheft Seite 8

Qualitätsmerkmale Essen

Welche Lebensmittel fallen Ihnen zu folgenden Eigenschaften ein?

1. frisch _____

2. knackig _____

3. luftgetrocknet _____

4. sämig _____

5. gereift _____

6. kaltgepresst _____

7. röstfrisch _____

8. leicht _____

9. zuckersüß _____

10. aromatisch _____

11. knusprig _____

12. kaltgeschleudert _____

13. streichzart _____

14. festkochend _____

15. fettreduziert _____

16. vegan _____

17. zartschmelzend _____

18. erfrischend _____

19. nahrhaft _____

20. ungeschwefelt _____

→ Lösungsheft Seite 8

Brückenrätsel

Bitte finden Sie jeweils ein Wort, das dem ersten angehängt, dem zweiten vorangestellt werden kann.

Beispiel: Koch   _____Buch_____   Titel
                    Kochbuch   *Buchtitel*

1.   Gas   _____   Platte

2.   Saft   _____   Hals

3.   Band   _____   Suppe

4.   Brot   _____   Klinge

5.   Koch   _____   Lappen

6.   Schweine   _____   Soße

7.   Kuchen   _____   Schaber

8.   Spiegel   _____   Gelb

9.   Kopf   _____   Besteck

10.   Kuh   _____   Produkte

11.   Hart   _____   Fondue

12.   Hefe   _____   Teig

13.   Knochen   _____   Klößchen

14.   Suppen   _____   Zeug

15.   Tomaten   _____   Beilage

→ Lösungsheft Seite 9

Kreuzworträtsel Kochen

Waagrecht:

1   Zerkleinerungsmaschine für Fleisch
2   flacher Topf mit Stiel
3   Milchprodukt mit hohem Fettgehalt
4   Kraut mit knoblauchartigem Geruch
5   holziger Teil am Kohl
6   Fleisch von freilebenden Tieren
7   Rezeptesammlung
8   Zerreiben
9   scharfes Gewürz
10   Eierspeise
11   süßes Tierprodukt
12   Gefäß zum Braten
13   Schmaus zu besonderem Anlass

Senkrecht:

4   Suppeneinlage aus Fleischteig
14   Geschmacksnote
15   Haltbarmachen durch Erhitzen
16   Gewürz insb. der Weihnachtsbäckerei
17   Gewürz für Süßspeisen
18   norddeutsches Fleischgericht
19   Weichkäse mit Schimmelbelag
20   Topf aus Ton mit Deckel zum Schmoren
21   delikater Fisch
22   flüssiges Fett
23   meistgebrauchtes Gewürz
24   Hülsenfruchtart
25   Beilage aus frittiertem Kartoffelteig
26   Form des Kaffeekochens

→ Lösungsheft Seite 9

Angehängte Worte

Finden Sie jeweils ein Wort, das den anderen angehängt werden kann.

Beispiel: Koch-   Nacht-   Suppen-   Rum- *Topf*
            Kochtopf   *Nachttopf*   *Suppentopf*   *Rumtopf*

1.   Brat-   Dach-   Bett-   Teflon-_____

2.   Brot-   Küchen-   Schäl-   Taschen- _____

3.   Weiß-   Spitz-   Rosen-   Blumen-_____

4.   Pfeffer-   Gewürz-   Wind-   Kaffee- _____

5.   Brat-   Salz-   Pell-   Ofen- _____

6.   Senf-   Essig-   Gewürz-   Schlangen-_____

7.   Senf-   Bier-   Wein-   Marmeladen-_____

8.   Küchen-   Gas-   Elektro-   Kohlen- _____

9.   Spiegel-   Rühr-   Senf-   Stopf-_____

10. Tomaten-   Creme-   Nudel-   Hochzeits-_____

11. Suppen-   Salat-   Rühr-   Plastik- _____

12. Koch-   Fleisch-   Leber-   Hart- _____

13. Wein-   Apfel-   Obst-   Balsamico-_____

14. Oliven-   Lein-   Erdnuss-   Sonnenblumen-_____

15. Braten-   Salat-   Sahne-   Schokoladen-_____

16. Hart-   Weich-   Streich-   Schimmel-_____

17. Schweine-   Lamm-   Sauer-   Hack-_____

18. Band-   Rohr-   Dampf-   Suppen-_____

→ Lösungsheft Seite 9

Merkgeschichte

Lesen Sie diese Geschichte aufmerksam durch und stellen Sie sich die Szene bildlich vor. Sie finden auf der nächsten Seite Fragen dazu, die Sie aus dem Gedächtnis beantworten sollen.

Peter hat Susanne in ein kleines Weinlokal zu einem romantischen Abendessen eingeladen. Heute möchte er ihr einen feierlichen Heiratsantrag machen. Während er auf sie wartet, dreht er nervös den Ring zwischen den Fingern, den er ihr dabei anstecken möchte. In dem holzvertäfelten Raum, der in mildes Kerzenlicht getaucht ist, hat er einen kleinen Tisch beim offenen Kamin gewählt. Am Nebentisch liest ein älterer Herr Zeitung, während er auf sein Essen wartet. Weiter drüben studieren zwei Frauen eindringlich die Speisekarte. Am Fenster sitzt ein junges Paar. Die Frau stillt ein Kind, während die Hand des Mannes auf ihrer Schulter liegt und sein Blick zärtlich auf dem Baby ruht. Plötzlich springt am anderen Ende des Raumes eine Frau von ihrem Stuhl auf und brüllt ihrem Begleiter ein empörtes »Wie kannst du es wagen!« ins Gesicht. In diesem Moment öffnet sich die Tür, und Susanne betritt das Lokal.

_ * _ * _ * _ * _ * _ * _ * _ * _ * _ * _ * _ * _ * _ * _ * _ * _

Zum Knobeln

Welches Wort endet auf *lauflauf*?

→ Lösungsheft Seite 10

Fragen zur Merkgeschichte

Sie haben die Geschichte aufmerksam gelesen. Bitte beantworten Sie nun aus Ihrer Erinnerung die folgenden Fragen.

1.   Wie heißt der junge Mann in der Geschichte?

      _____

2.   Zu welchem Anlass hat er seine Freundin heute eingeladen?

      _____

3.   Wie viele Personen befinden sich in dem Raum?

      _____

4.   Womit ist der Mann am Nebentisch beschäftigt?

      _____

5.   Sind Kinder im Lokal?

      _____

6.   Wie ist der Raum beschrieben?

      _____

7.   Durch welchen Ausruf wird die Ruhe gestört?

      _____

→ Lösungsheft Seite 10

Mahlzeit!

Das Wort Mahlzeit gibt für diese Aufgabe die Buchstaben vor. Bitte finden Sie Sätze zum Thema Essen, in denen jeweils alle Wörter mit dem Buchstaben beginnen, der am Anfang der Zeile steht. Lassen Sie sich Zeit und Ihrer Phantasie freien Lauf. Die Sätze dürfen kurz oder lang sein und auch ein wenig sonderbar klingen.

M   *Marita mag mittags Milchsuppe mit Mandelsplittern.*

A   _____

H   _____

L   _____

Z   _____

E   _____

I   _____

T   _____

→ Lösungsheft Seite 10

Merkbild Kochen

Dieses Foto zeigt die Küche einer älteren Frau. Bitte betrachten Sie es in Ruhe, und merken Sie sich möglichst viele Details. Nehmen Sie sich dafür einige Minuten Zeit.

Auf der nächsten Seite werden Sie Fragen finden, die Sie aus der Erinnerung beantworten sollen. Lesen Sie diese erst, wenn Sie sich das Bild gut eingeprägt haben.

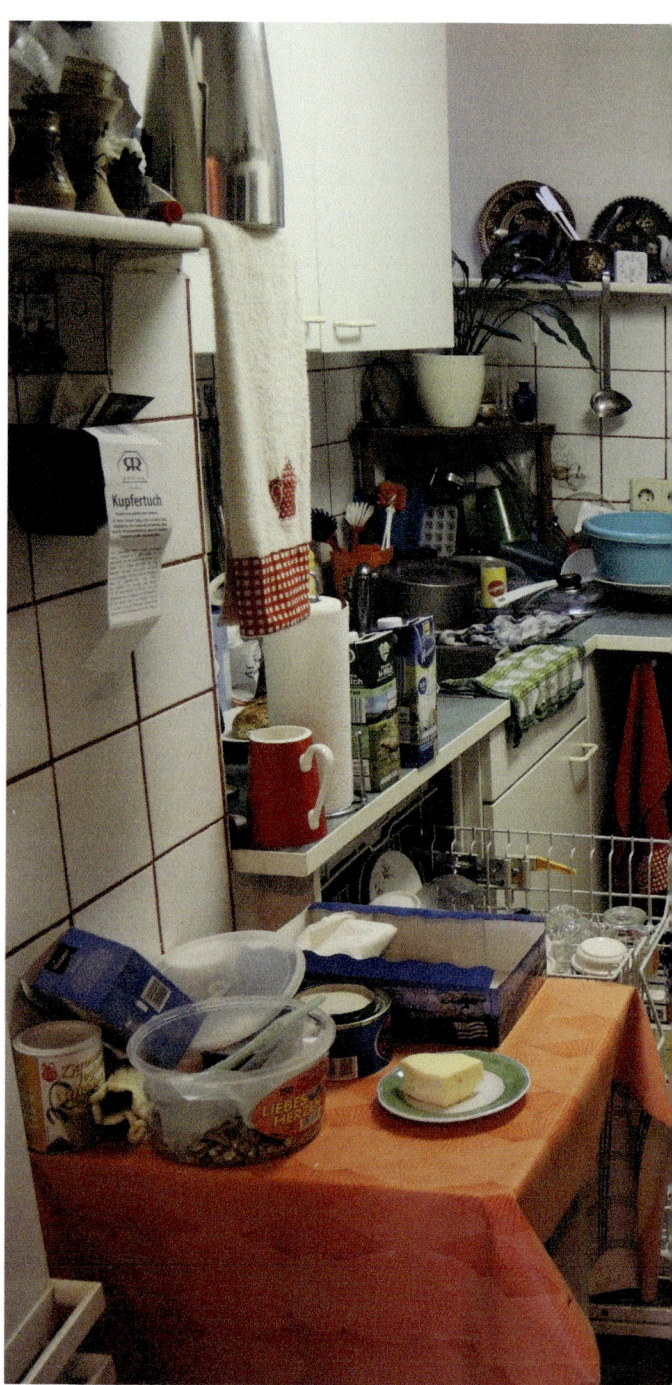

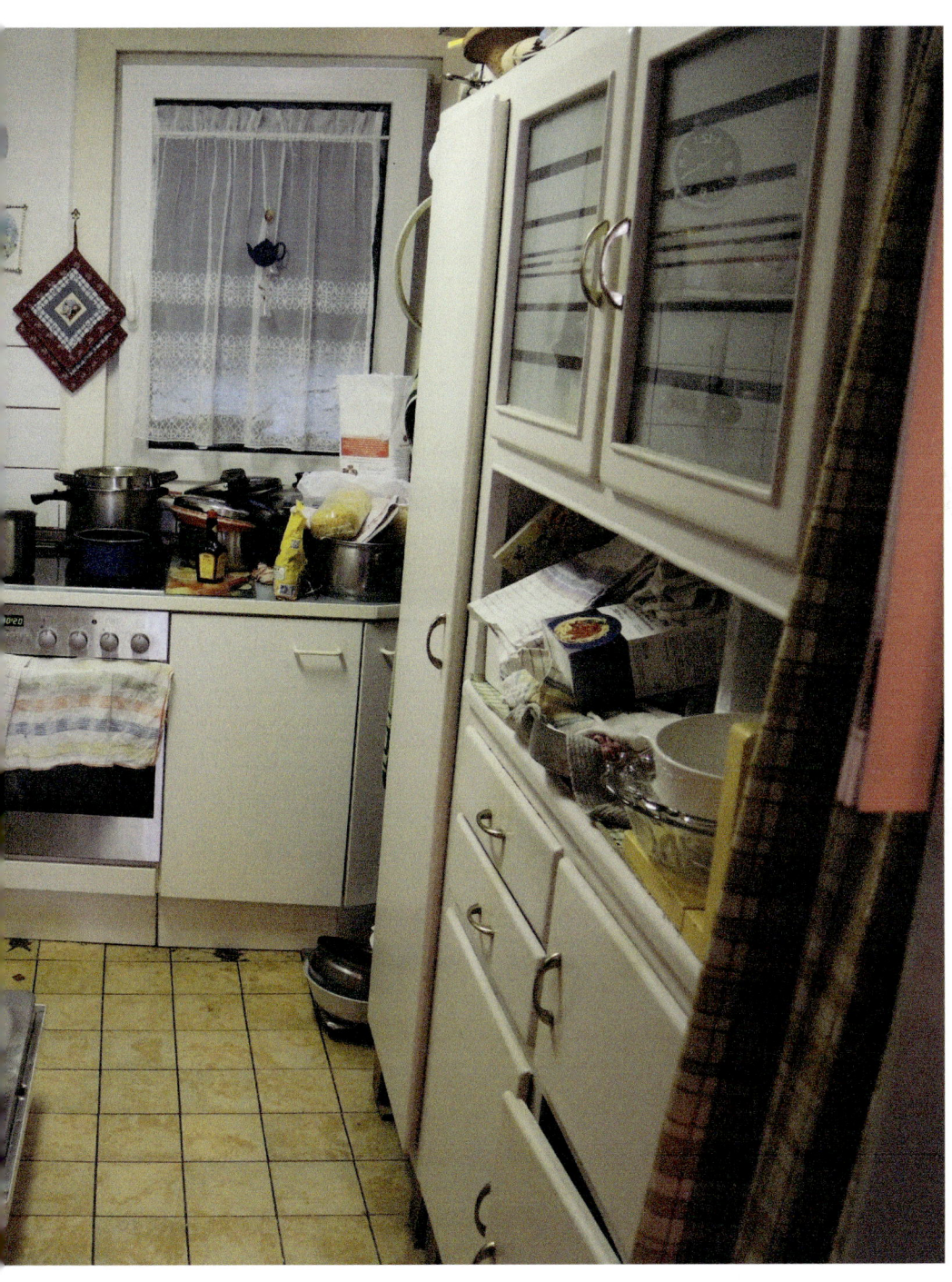

Fragen zum Merkbild Kochen

Sie haben sich das Foto der Küche eingeprägt. Sind folgende Aussagen richtig oder falsch? Bitte entscheiden Sie aus Ihrer Erinnerung, ohne noch einmal nachzusehen.

1. An der rechten Wand steht ein Küchenschrank.   ja   nein

2. In der Küche gibt es eine Spülmaschine.   ja   nein

3. Das Fenster steht offen.   ja   nein

4. An der Wand hängt eine Uhr.   ja   nein

5. Auf dem Herd stehen Töpfe.   ja   nein

6. Auf dem Bild ist ein Obstkorb zu sehen.   ja   nein

7. Fußboden und Wand haben die gleichen Fließen.   ja   nein

8. Die Tür des Backofens steht offen.   ja   nein

→ Lösungsheft Seite 10

Vorangestellte Worte

Finden Sie jeweils ein Wort, das den anderen in der Reihe vorangestellt werden kann.

Beispiel: _Koch_   -buch   -nische   -topf   -gelegenheit

Kochbuch   Kochnische   Kochtopf   Kochgelegenheit

1. _____ -stich   -kuchen   -schecke   -becher

2. _____ -schüssel   -teller   -kelle   -grün

3. _____ -zeile   -maschine -tisch   -kräuter

4. _____ -klöße   -kranz   -teig   -würfel

5. _____ -holz   -kartoffel -stoff   -rahm

6. _____ -ofen   -form   -zutaten   -pflaumen

7. _____ -kirsche   -rahm   -ampfer   -kraut

8. _____ -kuchen   -brot   -creme   -dose

9. _____ -teig   -schüssel   -gerät   -kuchen

10. _____ -staub   -motte   -speise   -schwitze

11. _____ -flasche   -gummi   -blätter   -stein

12. _____ -korn   -mühle   -kuchen   -steak

13. _____ -streuer   -teig   -wasser   -korn

14. _____ -korken   -flasche   -stein   -gummi

15. _____ -löffel   -dose   -rübe   -zange

16. _____ -besteck   -kräuter   -kopf   -buffet

17. _____ -produkte   -flasche   -suppe   -mädchen

18. _____ -spatzen   -fondue   -messer   -füße

→ Lösungsheft Seite 11

Pfannkuchen und Salat

Von Fruchtomletts da mag berichten
Ein Dichter aus den höhern Schichten.
Wir aber, ohne Neid nach oben,
Mit bürgerlichen Zungen loben
Uns Pfannekuchen und Salat.
Wie unsre Liese delikat
So etwas backt und zubereitet,
Sei hier in Worten angedeutet.
Drei Eier, frisch und ohne Fehl,
Und Milch und einen Löffel Mehl,
Die quirlt sie fleißig durcheinand
Zu einem innigen Verband.
Sodann, wenn Tränen auch ein Übel,
Zerstückelt sie und mengt die Zwiebel
Mit Öl und Salz zu einer Brühe,
Daß der Salat sie an sich ziehe.
Um diesen ferner herzustellen,
Hat sie Kartoffeln abzupellen.
Da heißt es, fix die Finger brauchen,
Den Mund zu spitzen und zu hauchen,
Denn heiß geschnitten nur allein
Kann der Salat geschmeidig sein.
Hierauf so geht es wieder heiter
Mit unserm Pfannekuchen weiter.
Nachdem das Feuer leicht geschürt,
Die Pfanne sorgsam auspoliert,
Der Würfelspeck hineingeschüttelt,
So daß es lustig brät und brittelt,
Pisch, kommt darüber mit Gezisch
Das ersterwähnte Kunstgemisch.
Nun zeigt besonders und apart
Sich Lieschens Geistesgegenwart,
Denn nur zu bald, wie allbekannt,

Ist solch ein Kuchen angebrannt.
Sie prickelt ihn, sie stockert ihn,
Sie rüttelt, schüttelt, lockert ihn
Und lüftet ihn, bis augenscheinlich
Die Unterseite eben bräunlich,
Die umgekehrt geschickt und prompt
Jetzt ihrerseits nach oben kommt.
Geduld, es währt nur noch ein bissel,
Dann liegt der Kuchen auf der
Schüssel.
Doch späterhin die Einverleibung,
wie die zu Mund und Herzen spricht,
Das spottet jeglicher Beschreibung,
Und darum endet das Gedicht.

Wilhelm Busch

Einkaufen

Samstagseinkauf

Kennen Sie das auch? Tagelang haben Sie auf einem Zettel alles notiert, was Sie am Samstag in der Stadt erledigen wollen. Die Schuhe besohlen lassen, ein Geburtstagsgeschenk für Ihre Freundin kaufen, ein Päckchen an die Enkel bei der Post aufgeben. Dazu die Einkäufe fürs Wochenende auf dem Markt und für die nächste Woche im Supermarkt. In der Stadt stellen Sie dann fest, dass Ihre feinsäuberlich geführte Liste zu Hause auf dem Küchentisch liegen geblieben ist. Wie ärgerlich! Sie kaufen das Geschenk trotzdem. Auch das Päckchen geben Sie auf und die Schuhe beim Schuster ab, die haben Sie ja im Korb dabei. Auf dem Markt kaufen Sie die üblichen Dinge, Obst, Gemüse, Eier und Käse. Aber den Oregano, den Sie am Gewürzstand mitnehmen wollten, vergessen Sie, weil der nicht in Ihr übliches Sortiment gehört. Der muss nun warten bis zum nächsten Samstagseinkauf. Im Supermarkt geht es ähnlich. Das meiste, was Sie kaufen wollten, fällt Ihnen auch so wieder ein. Anderes bringt sich von selbst in Erinnerung, während Ihre Augen die Regale abtasten. Aber am Schluss haben Sie trotz allem das Gefühl, etwas vergessen zu haben. Etwas, das etwa in der Mitte der Einkaufsliste stand und das Sie dort extra hingeschrieben hatten, um wirklich daran zu denken. Es ist wie verhext. Warum versteckt sich dieses Etwas nun in Ihren hinteren Gehirnwindungen und will sich nicht zeigen? Irgendwann geben Sie es auf. Sie haben ja dafür jede Menge anderes gekauft, das garantiert *nicht* auf Ihrer Liste stand. Zum Beispiel fünf Tafeln Schokolade, die Ihre Enkel so gern mögen. Die ist gerade heute im Sonderangebot. Zwei Kilo Erdbeeren, ebenfalls im Sonderangebot, die Ihnen jetzt einen Samstagnachmittag in der Küche – beim Marmeladekochen – bescheren. Zu Hause angekommen, räumen Sie Ihre Einkäufe auf. Und noch bevor Sie die Liste finden, fällt Ihr Blick auf einen Pullover, der auf der Waschmaschine liegt. Richtig: Wollwaschmittel wollten Sie kaufen! Nun ja, so schlimm ist das ja nun nicht. Sie beginnen einen neuen Einkaufszettel und nehmen sich vor, beim nächsten Einkauf ganz bestimmt daran zu denken.

Sie sind gefragt!

▷   Kaufen Sie gern ein, oder gehört das für Sie eher zu den lästigen
      Alltagspflichten?

▷   Wo kaufen Sie die Dinge für Ihren täglichen Bedarf ein?

▷   Kaufen Sie in der Regel immer die gleichen Produkte, oder probieren
      Sie öfter einmal etwas Neues aus?

▷   Bei welchen Produkten ist Ihnen eine gute Qualität besonders wichtig?

▷   Achten Sie auf Sonderangebote?

▷   Gehen Sie auf »Schnäppchenjagd«?

▷   Wie haben sich die Preise entwickelt im Vergleich zu früher?

▷   Was kostete in Ihrer Kindheit ein Laib Brot?

▷   Empfinden Sie Werbung eher als informativ oder als störend?

▷   Sehen Sie sich die Werbung im Fernsehen an?

▷   Lesen Sie die Anzeigen und Prospekte in der Zeitung?

▷   Wie sah in Ihrer Kindheit die Werbung aus?

▷   Wo und wie wurde geworben?

▷   Kaufen Sie gern im Supermarkt oder in größeren Kaufhäusern ein?

▷   Gehen Sie regelmäßig auf den Wochenmarkt?

▷   Wie sahen in Ihrer Kindheit die Läden aus?

▷   Gab es den Begriff »Tante-Emma-Laden«?

▷   Erinnern Sie sich an Rabattmarken, Tauschmarken, Wertmarken?

▷   Ist Ihnen ein ökologisches Einkaufsverhalten wichtig?

▷   Kaufen Sie fair gehandelte, regionale oder Bioprodukte ein?

▷   Informieren Sie sich vor größeren Anschaffungen über verschiedene
      Produkte? Wie tun Sie das?

▷   Holen Sie mehrere Angebote ein?

▷   Legen Sie Wert auf Beratung in Fachgeschäften?

▷   Kennen und nutzen Sie die Stiftung Warentest?

▷   Bestellen Sie bestimmte Produkte im Versandhandel, aus Katalogen?

▷   Nutzen Sie das Internet dafür?

▷   Besuchten oder besuchen Sie Messen oder Verkaufsveranstaltungen?

▷   Haben Sie öfter auf Flohmärkten oder in Secondhandläden eingekauft?

▷   Haben Sie selbst dort auch Dinge verkauft?

▷   Mögen Sie Schaufensterbummel?

Werbeslogans

Kennen Sie diese Werbeslogans? Wofür wurde damit geworben? Schreiben Sie die Markennamen zu den Slogans.

1. Die feine englische Art _____

2. Seine Waschkraft macht ihn so ergiebig. _____

3. An meine Haut lass ich nur Wasser und … . _____

4. … putzt so sauber, dass man sich drin spiegeln kann. _____

5. … da weiß man, was man hat. _____

6. Lavendel, Oleander, Jasmin … _____

7. … ich bin doch nicht blöd. _____

8. Waschmaschinen leben länger mit … . _____

9. Die zarteste Versuchung, seit es Schokolade gibt. _____

10. Nichts geht über … . _____

11. … weiß, was Frauen wünschen. _____

12. Bitte ein … . _____

13. Katzen würden … kaufen. _____

14. Heute bleibt die Küche kalt, wir gehen in den … . _____

15. … weil ich es mir wert bin. _____

16. der Geschmack von Freiheit und Abenteuer _____

17. Quadratisch – praktisch – gut _____

18. Keiner wäscht reiner. _____

19. Es gibt viel zu tun, packen wir's an. _____

20. Im Falle eines Falles klebt … einfach alles. _____

→ Lösungsheft Seite 11

Quiz rund ums Einkaufen

Bitte kreuzen Sie die jeweils richtige der drei Antworten an.

1. Der Verbraucherschutz
   a)   soll den Menschen in seiner Rolle als Konsument schützen
   b)   ist im 11. Sozialgesetzbuch detailliert ausgeführt
   c)   garantiert Käufern uneingeschränktes Rückgaberecht jeglicher Waren innerhalb 24 Stunden

2. Die Stiftung Warentest
   a)   arbeitet im Auftrag finanzstarker Unternehmen für deren Werbezwecke
   b)   vergleicht Waren und Dienstleister unterschiedlicher Anbieter
   c)   lobt jährlich einen Preis mit dem Titel »Gefällt mir!« aus

3. Die Mehrwertsteuer
   a)   wird dem Verkaufspreis eines Produkts aufgeschlagen
   b)   ist eine Steuer, die Geringverdienern erlassen wird
   c)   ist eine Steuer, die nur auf höherwertige Produkte erhoben wird

4. Einkaufs- und Verkaufspreis von Waren
   a)   sind in Deutschland immer genau gleich hoch
   b)   umfassen auch die gesetzliche Umweltsteuer
   c)   beeinflussen die Gewinnspanne

5. Skonto bedeutet
   a)   Preisnachlass bei Bezahlung sofort oder in sehr kurzer Frist
   b)   Sparkassenkonto
   c)   Gehaltskonto

6. Wie lautet die Abkürzung für das berühmte Kaufhaus in Berlin?
   a)   KaPeDe
   b)   KaDeWe
   c)   WeKaDe

7. Was ist ein »Hackenporsche«?
   a)   umgangssprachlich für ein Porsche-Modell, das vor allem bei Frauen, die gern hohe Absätze tragen, beliebt ist
   b)   umgangssprachlich für Einkaufswagen
   c)   fahrbare Kiste für Gartengeräte

8. Was bedeutet Inkasso?
   a)   Versicherung, die den Schaden des Unfallverursachers bezahlt
   b)   Kasseninhalt zum Zeitpunkt des Ladenschlusses
   c)   Einziehung offener Geldforderungen

9. Was ist ein Barcode?
   a) Strichmusterfeld auf Waren
   b) Verhaltenskodex in Bars
   c) Geheimzahl, die an Bankautomaten zum Abheben von Bargeld
      eingegeben werden muss

10. DAX bedeutet
    a) Gerät zum Verschicken von Schriftstücken über das Telefonnetz
    b) Deutscher Aktienindex
    c) Datenerhebung Akte X

11. Wo finden die beiden großen deutschen Buchmessen statt?
    a) Berlin und Köln
    b) Dresden und München
    c) Frankfurt und Leipzig

12. www sind die Buchstaben für
    a) Welt-Wirtschafts-Wunder
    b) world wide web
    c) WünschensWertesWissen

13. Wann wurde in Deutschland der Euro als Bargeld eingeführt?
    a) 1948
    b) 1989
    c) 2002

14. Welcher berühmte Roman von Thomas Mann beschreibt den Niedergang
    einer Hamburger Kaufmannsfamilie im 19. Jahrhundert?
    a) Buddenbrooks
    b) Joseph und seine Brüder
    c) Der Zauberberg

15. Wo findet jährlich die weltgrößte Messe für Informationstechnik CeBIT
    statt?
    a) in New York
    b) in Shanghai
    c) in Hannover

16. Was ist eine Auktion?
    a) Versteigerung
    b) Geldsumme, die als Bürgschaft hinterlegt wird
    c) Demonstration von Friedensaktivisten

→ Lösungsheft Seite 11

Über Geld spricht man nicht

Bitte ergänzen Sie die untenstehenden Worte an der jeweils richtigen Stelle, sodass ein Text aus Sprichwörtern und Redewendungen entsteht.

»Von den _____ kann man das _____ lernen«, hat mein Großvater immer gesagt. Er war ein richtiger _____fuchs. Und auch wenn er es nicht wie im sprichwörtlichen amerikanischen Traum vom _____ zum _____ gebracht hatte, so wusste er doch, _____ ist nur der _____. Ja, _____ allein macht nicht _____, aber _____ regiert die _____. Wenn man sich im Leben einmal alles vom Munde _____ hat, wird man später kein _____ mehr zum _____ hinauswerfen. Großvater wurde so zum _____fuchser. Er vertrat die Ansicht, wer den _____ nicht _____, ist des _____ nicht _____. Und weil er ein bodenständiger Mann war, hielt er sich an den Grundsatz: »Nur _____ ist _____.« Denn es ist ja bekannt, Geld _____ nicht.

Geld – Pfennig – Bares – umsonst – stinkt – abgespart – Geld
Sparen – Welt – Tellerwäscher – Talers – Wahres – Tod – glücklich
Geld – wert – Fenster – Pfennig – Reichen – Spar – Millionär – ehrt

→ Lösungsheft Seite 11

Einkaufszettel I

Dieser Einkaufszettel enthält 16 Produkte, die Sie sich einprägen sollen. Da es schwierig ist, sich eine willkürliche Aufzählung verschiedener Begriffe ohne Hilfsmittel zu merken, lernen Sie hier eine Methode kennen, die das Auswendiglernen erleichtert.

Ordnen Sie die Begriffe zu »Paketen«, die irgendwie zusammengehören. Nach welchen Kriterien Sie sie ordnen, bleibt Ihnen überlassen. Oberbegriffe könnten z. B. »Bekleidung« oder »Milchprodukte« sein, wenn die entsprechenden Begriffe zur Liste gehörten.

Sie werden sich leichter viermal vier Begriffe merken, die jeweils zusammen eine Einheit bilden, als 16 bunt durcheinandergewürfelte. Probieren Sie es aus. Ordnen Sie die Begriffe in die untere Tabelle, so wie es Ihnen sinnvoll erscheint.

Dann prägen Sie sich die Gegenstände ein. Auf der nächsten Seite schreiben Sie auf, welche Sie sich gemerkt haben.

Hier der Einkaufszettel:
Toast – Äpfel – Büroklammern – Spülmittel – Möhren – Gurke – Waschpulver – Briefumschläge – Salat – Tesafilm – Haarshampoo – Honig – Kaffee – Rosendünger – Radiergummi – Marmelade

Wenn Sie möchten, schreiben Sie ins jeweils oberste Feld einen Oberbegriff für die darunter aufgelisteten Dinge.

Einkaufszettel II

Notieren Sie hier nun, welche Begriffe von dem Einkaufszettel auf der
vorigen Seite Sie sich gemerkt haben.

_____

_____

_____

Wenn es Ihnen damit leichter fällt, sich zu erinnern, können Sie auch
die Tabelle noch einmal nutzen.

→ Lösungsheft Seite 12

Buchstabentausch

Welche Begriffe zum Thema Einkaufen verbergen sich hinter diesen seltsamen Wörtern? Bitte bringen Sie die Buchstaben in die richtige Reihenfolge.

1. DEGL   _____

2. BORK   _____

3. DEKUN   _____

4. SESKA   _____

5. KRAMT   _____

6. NADEL   _____

7. STECHA   _____

8. FEIKANU   _____

9. SCHÄTGEF   _____

10. GANTIERA   _____

11. MUBARAKT   _____

12. BÖRGESDEL   _____

13. FÄUKERVER   _____

14. LALLEHAGER   _____

15. STEICKPRÜS   _____

16. SARPEKRUMT   _____

17. FAUSTERSCHEN   _____

18. SELGECHWELD   _____

19. HANZELNEIDEL   _____

20. MERKENIRTAKEL   _____

→ Lösungsheft Seite 12

Buchstabenquadrat Einkaufen

In diesem Buchstabenquadrat sind Geschäfte versteckt. Sie finden sie senkrecht, waagrecht und diagonal, vorwärts und rückwärts geschrieben.

R	T	B	Ä	C	K	E	R	E	I	D	Z	U	I	K	O
A	L	E	D	N	A	H	O	R	T	K	E	L	E	F	G
P	E	T	G	B	U	C	H	H	A	N	D	L	U	N	G
O	R	H	U	K	F	K	B	E	R	L	T	B	N	M	E
T	P	D	V	B	H	N	O	M	T	E	A	P	R	N	M
H	W	T	U	R	A	T	U	C	B	D	N	A	E	S	Ü
E	A	Y	I	C	U	R	T	F	W	E	C	R	R	U	S
K	D	Q	C	K	S	E	I	A	S	R	A	F	V	A	E
E	W	R	A	R	E	T	Q	Z	U	W	B	Ü	N	H	H
R	T	B	O	E	X	R	U	E	B	A	R	M	I	M	Ä
M	E	T	Z	G	E	R	E	I	T	R	G	E	H	R	N
R	F	V	U	S	E	A	E	D	R	E	T	R	V	O	D
R	T	G	U	N	I	R	M	Z	U	N	A	I	S	F	L
K	I	O	S	K	H	R	I	T	H	N	I	E	L	E	E
R	U	T	D	C	G	Z	U	E	Z	K	L	Ö	A	R	R
E	M	R	S	C	H	U	H	G	E	S	C	H	Ä	F	T

Apotheke, Metzgerei, Bäckerei, Kaufhaus, Drogerie, Buchhandlung, Boutique, Schuhgeschäft, Parfümerie, Lederwaren, Schreibwaren, Kiosk, Gemüsehändler, Optiker, Elektrohandel, Reformhaus

→ Lösungsheft Seite 13

Alle neune!

Bilden Sie aus diesen Buchstaben möglichst viele Wörter. Finden Sie
eines, das alle neun Buchstaben enthält?

W	I	P
R	S	E
R	E	T

Zusammengesetzte Worte

Finden Sie Wörter, die mit folgenden Worten beginnen, wie z. B.
Markt*stand*.

Markt_____   Geld _____
Markt_____   Geld _____
Markt_____   Geld _____

Frisch_____   Preis _____
Frisch_____   Preis _____
Frisch_____   Preis _____

Wortschatzübung gut

In der Werbung wird alles viel besser als einfach nur gut dargestellt.
Welche Verstärkungen fallen Ihnen zu »gut« ein?

_____

_____

_____

→ Lösungsheft Seiten 13 und 14

Das rechne ich mal besser nach!

Kontrollieren Sie beim Einkaufen Ihren Kassenbeleg? Bitte rechnen Sie nach, ob sich bei den folgenden Rechnungen ein Fehler eingeschlichen hat. Sie trainieren damit das Kopfrechnen.

(1)		(2)		(3)	
	2,80		3,95		35,49
	1,20		5,29		9,95
	4,30		6,35		14,98
	5,00		2,99		14,98
	6,40		1,69		28,59
	0,70		9,99		24,56
	20,40		30,36		128,55

(4)		(5)		(6)	
	128,50		56,87		17,99
	34,98		66,90		98,12
	265,90		87,98		79,99
	367,00		489,99		45,70
	89,00		79,00		2,89
	12,45		53,60		5,17
	27,89		127,35		67,56
	48,90		33,33		37,89
	974,62		9,99		15,55
			12,34		19,99
			1028,35		25,60
					437,52

→ Lösungsheft Seite 14

Silbenrätsel

Bitte schreiben Sie die Lösungsworte auf die Zeilen über den Umschreibungen. Es dürfen nur die Silben aus dem folgenden Vorrat verwendet werden. Streichen Sie durch, welche Sie verbraucht haben. Am Ende sollte keine der Silben übrig bleiben.

AN – BOT – DER – EIN – FENS – GA – GE – IM – KAUF
KAUFS – MANN – MON – NAIE – POR – PORTE – PREIS – RAN
REN – SCHAU – SON – TEL – TER – TIE – TIE – WERT – ZET

_____   _____

1 Qualitätszusicherung   5 Waren einführen

_____   _____

2 Warenauslage   6 günstig, billig

_____   _____

3 Preisreduzierte Ware   7 Merkhilfe bei Besorgungen

_____   _____

4 Händler   8 Geldbeutel

→ Lösungsheft Seite 14

Kreuzworträtsel rund ums liebe Geld

Waagrecht

1 Trödelmarkt
2 ohne Abzug
3 Portemonnaie
4 Farbe zum Schreiben
5 Verkaufsplatz in einer Stadt
6 Geschäft für Hygieneartikel
7 Bezeichnung (Mz.)
8 großer Selbstbedienungsladen
9 nicht kalt
10 Knauserigkeit
11 Geschäft für Backwaren
12 Vorsilbe »gegen«
13 Kindeskinder
14 Gesamtheit der Käufer
15 Prospektbuch von Versand-
    häusern
16 Teilzahlung
17 Werbeblatt
18 Differenz zw. Selbstkosten u.
    Verkaufspreis
19 Veranstaltungsraum an Schule
20 Raum für Bevorratung von Waren
21 ein Kontinent
22 Gewässer
23 weniger als 1
24 Söhne der Geschwister
25 unser Planet

Senkrecht

2 preisgünstig
5 hochwertiges Produkt von be-
   kanntem Hersteller
9 Wertbon für Artikel eines Ge-
   schäfts
15 vervielfältigen, nachahmen
26 Unternehmen, das Waren vor-
    übergehend gegen Geld eintauscht
27 Einkaufsbeleg
28 Sehorgane
29 Abk. Europäische Union
30 Offenes Ablage-Möbelstück
31 Markt für Wertpapiere
32 Abk. Sommerschlussverkauf
33 Finanzberechnung
34 Güter
35 Hinterlassenschaft
36 Erwerb
37 Qualitätszusicherung
38 kehren
39 Währung in Europa
40 kleiner Laden für Genussartikel
41 Bezahlstelle
42 Geschäftsanteilsscheine
43 Werbung
44 Harnbildungsorgan
45 Verbrauch
46 Einkünfte
47 umgs. schwer verkäuflicher
    Gegenstand

→ Lösungsheft Seite 14

Qualitätsmerkmale

Für welche Produkte wird mit folgenden Qualitätsmerkmalen geworben?

1. schick   *Kleidung,* _____

2. röstfrisch   _____

3. leicht   _____

4. robust   _____

5. geräumig   _____

6. zuckersüß   _____

7. extra leise   _____

8. feuerfest   _____

9. bedienerfreundlich   _____

10. atmungsaktiv   _____

11. aromatisch   _____

12. bügelfrei   _____

13. schnell einziehend   _____

14. ergiebig   _____

15. knusprig   _____

16. kaltgeschleudert   _____

17. laktosefrei   _____

18. schnell trocknend   _____

19. bruchfest   _____

20. verführerisch   _____

21. handlich   _____

22. winterhart   _____

23. reißfest   _____

24. vakuumverpackt   _____

→ Lösungsheft Seite 15

Einkaufszettel in Buchstabenreihen

Finden Sie in den folgenden Buchstabenreihen 22 Artikel, die auf einem Einkaufszettel stehen könnten, und unterstreichen Sie sie bitte.

1. hisergklibobrotmigkopretlkiofadspldniaufschnittniklope

2. koprülasgutäirkelfjniofkfrislkokäsertlpfkasuiföüpfjutikla

3. hiroaslpfgkunifganrollmopsnghiugjuapflasterbmkasrtez

4. hinfgloasejfkafefhnogkanhonigmjnhsdhueflgjnmhefemi

5. ajdnäfpäpfeltrinemfabngigkmaspfjikalfügerolügngdsfter

6. ndhungkehtninbananenhtunhikeorpangukdeangnuäsnge

7. dundfikolsfniklasahneftunklrtiopsknesdiwasnüssemogir

8. riskoplasturinemusnadukolpasireskaltoperiklonsamurilo

9. klumibunsertarosinenminfratusintoseifemunfdoritusalim

10. neriklekeksetinkulosarinmosliwusortlodimazwirnserikf

11. lasnugntikulaspöerindpünfungräaskzahnpastagunbjgild

12. eriokplsfötikanchiklasporkfinerksmaörtikasdoldungerok

13. fknikaslatreklecremebonumiklasüprtimulöstrinmonudm

14. nuerilopdjungkliraspfmhungkaklopapiermaikplöraiekürt

15. flavimngusjerikerimansrktkrandekrizerskerzentimeprad

16. nudkislalnägeltrasinmanthdoprolkabnungmisaknfgolerin

17. fnbrikalshnedopfjulkiratbriefmarkenungtikplasikenrungl

18. gtungiklapsrjumilkdeklebestiftreptikerikalsogjunekilpasi

→ Lösungsheft Seite 15

Angehängte Worte

Finden Sie jeweils ein Wort, das den folgenden Begriffen angehängt werden kann und mit jedem in der Reihe ein neues sinnvolles Wort ergibt.

	Stück-	Kilo-	Lob-	*Preis*
	Stückpreis	*Kilopreis*	*Lobpreis*	
1.	Einkaufs-	Hand-	Hosen-	
2.	Wochen-	Trödel-	Fisch-	
3.	Bar-	Wechsel-	Klein-	
4.	Kauf-	Fenster-	Gemischtwaren-	
5.	Einkaufs-	Weiden-	Wolle-	
6.	Groß-	Außen-	Einzel-	
7.	Super-	Floh-	Weihnachts-	
8.	Lager-	Turn-	Eingangs-	
9.	Sonder-	Einkaufs-	Netto-	
10.	Gebraucht-	Leiter-	Einkaufs-	
11.	Haushalts-	Wirtschafts-	Hart-	
12.	Sonder-	Waren-	Gegen-	
13.	Ideen-	Geld-	Gebrauchtwaren-	
14.	Registrier-	Vor-	Spar-	
15.	Liefer-	Kunden-	Zimmer-	
16.	Angebots-	Produkt-	Farb-	

→ Lösungsheft Seite 16

Vorangestellte Worte

Finden Sie jeweils ein Wort, das den folgenden Begriffen vorangestellt werden kann und mit jedem in der Reihe ein neues sinnvolles Wort ergibt.

	Beispiel: *Spar*	-konto	-strumpf	-büchse	-kasse
		Sparkonto	*Sparstrumpf*	*Sparbüchse*	*Sparkasse*
1.	_____	-stand	-händler	-lücke	-forschung
2.	_____	-wagen	-preis	-zettel	-korb
3.	_____	-beutel	-stück	-schein	-börse
4.	_____	-senkung	-vergleich	-steigerung	-verleihung
5.	_____	-fläche	-agentur	-banner	-wirksamkeit
6.	_____	-mann	-kraft	-anreiz	-entscheidung
7.	_____	-prüfer	-politik	-zweig	-abkommen
8.	_____	-lohn	-kosten	-gehalt	-sozialprodukt
9.	_____	-leiter	-tasche	-liste	-zentrum
10.	_____	-steigerung	-dämpfung	-kalkulation	-übernahme
11	_____	-berater	-bindung	-stamm	-kartei
12.	_____	-leistung	-punkt	-schalter	-mitarbeiter
13.	_____	-gespräch	-raum	-halle	-training
14.	_____	-name	-artikel	-kleidung	-jeans
15.	_____	-serie	-palette	-angebot	-beschreibung
16.	_____	-sturz	-beleg	-bon	-leistung
17.	_____	-preis	-angebot	-zug	-schule
18.	_____	-eingang	-test	-sendung	-gutschein
19.	_____	-theke	-geschäft	-kette	-öffnung
20	_____	-idee	-aufgabe	-partner	-tüchtigkeit
21.	_____	-bummel	-krankheit	-auslage	-dekoration

→ Lösungsheft Seite 16

Rätsel

Bei diesen Rätseln sollen Sie mit möglichst wenigen Aussagen die Lösung erraten. Decken Sie die Seite mit einem Blatt Papier ab, und lesen Sie dann Satz für Satz. Nach wie vielen Aussagen kommen Sie auf die richtige Antwort?

1) Für welchen Anlass kauft Petra ein?
  ▷   Petra ist 32 Jahre alt und Mutter zweier Kinder.
  ▷   Sie hat schon Mehl, Zucker, Eier, Butter und bunte Zuckerstreusel gekauft.
  ▷   Nun besorgt sie noch Luftballons und Girlanden.
  ▷   Dazu verschiedene Süßigkeiten und kleine Spielsachen.
  ▷   Eine Rolle Geschenkpapier nimmt sie auch noch mit.

2) Was kauft Martha ein?
  ▷   Sie montiert ihren Dachgepäckträger aufs Auto, bevor sie losfährt.
  ▷   Sie hält auf einem riesigen Parkplatz.
  ▷   Sie kann zwischen verschiedenen Oberflächen und Ausführungen wählen.
  ▷   Ihr Produkt erhält sie in zwei großen Kartons. Ein Verkäufer hilft ihr, sie auf das Autodach zu laden.
  ▷   Zu Hause baut sie ihren Einkauf nach Anleitung auf.
  ▷   Der Gegenstand enthält Bretter und eine Stange.
  ▷   Am Schluss sortiert sie ihre Kleidung ein.

3) Was kauft Caroline?
  ▷   Caroline ist auf ein Fest eingeladen.
  ▷   Sie hat ein schönes Kleid und passende Schuhe dafür gekauft.
  ▷   Nun geht sie noch in eine Drogerie.
  ▷   Sie kann zwischen verschiedenen Rottönen auswählen.
  ▷   Sie entscheidet sich für ein Fläschchen mit mittelbreitem Pinsel.
  ▷   Zusätzlich kauft sie ein Fläschchen Lösungsmittel.

→ Lösungsheft Seite 16

Was passt nicht in diese Reihe?

Bei diesen »Einkäufen« passt jeweils ein Produkt nicht zu den anderen. Bitte finden Sie heraus, welches es in jeder Reihe ist und worin es sich von den anderen unterscheidet.

1. Schwarzbrot, Mohnbrötchen, Torte, Graubrot, Milchbrötchen

2. Shampoo, Zahnpasta, Fön, Haarspray, Lockenwickler

3. Malerwalze, Leiter, Spachtelmasse, Häkelnadel, Schubkarre

4. Hammer, Säge, Zange, Schlagbohrmaschine, Schraubenzieher

5. Blumendünger, Glasreiniger, Spülmittel, WC-Reiniger, Waschpulver

6. Mehl, Zucker, Tomaten, Eier, Butter

7. Kaffeemaschine, Wasserkocher, Küchenmaschine, Eierkocher, Fernseher

8. Honig, Milch, Wolle, Marmelade, Leder

9. Zigaretten, Käse, Zeitungen, Alkoholika, Süßwaren

10. Sandalen, Sonnenhut, Bikini, Sommerkleid, Handschuhe

11. Milch, Butter, Margarine, Jogurt, Käse

12. Ketchup, Banane, Erdbeeren, Rote Beete, Kirschmarmelade

13. Schinken, Schuhcreme, Schwamm, Sauerkraut, Scheuermilch

14. Zucker, Honig, Salzbrezeln, Schokolade, Gummibärchen

15. H-Milch, Nudeln, Reis, Grieß, Mehl

16. Fahrradschlauch, Luftpumpe, Hammer, Montierhaken, Schraubenschlüssel

→ Lösungsheft Seite 16

Brückenrätsel

Finden Sie jeweils ein Wort, das dem ersten angehängt, dem zweiten vorangestellt werden kann.

	Klein	*Geld*	Beutel
	Kleingeld		*Geldbeutel*
1.	Stamm		Kartei
2.	Qualitäts		Schein
3.	Wochen		Forschung
4.	Mantel		Geld
5.	Spar		Handel
6.	Geld		Ehe
7.	Karten		Betrüger
8.	Buch		Stand
9.	Fenster		Schluss
10.	Wechsel		Gier
11.	Giro		Vollmacht
12.	Spät		Leistung
13.	Konsum		Bahnhof
14.	Gebraucht		Haus
15.	Eigen		Anlage
16.	Waren		Halle

→ Lösungsheft Seite 17

Das rechnet sich!

Versuchen Sie sich an diesen kleinen Rechen-Textaufgaben. Sie dürfen sich gern ein paar Notizen machen, wenn Sie dann leichter zum Ergebnis kommen.

(1)
Auf dem Weg von der Arbeit nach Hause will Annette noch in der Drogerie einkaufen. Sie nimmt eine Flasche Shampoo für 2,65 Euro, eine Tube Zahnpasta für 1,20 Euro, ein Stück Lavendelseife für 95 Cent mit. An der Kasse bemerkt sie, dass sie ihren Geldbeutel nicht bei sich hat. Sie findet aber in der Manteltasche noch einen 5-Euro-Schein. Reicht ihr Geld für den Einkauf?

(2)
Peter möchte sein Schreibpapier möglichst preiswert einkaufen. Er vergleicht die Angebote. Diese Woche bekommt er beim Kauf von vier Paketen ein fünftes kostenlos dazu. Nächste Woche gibt es einen Rabatt von 25 % pro Stück. Wann sollte er das Papier kaufen, um möglichst viel zu sparen?

(3)
Paula möchte sich ein neues Auto kaufen. Ein Freund würde gern ihr altes für 900 Euro übernehmen. Das Modell, das sie sich ausgesucht hat, wird ihr vom Händler für 15.500 Euro angeboten. Ihren alten Wagen würde er mit 1.100 Euro in Zahlung nehmen. Nun holt sie sich ein zweites Angebot ein. Hier kostet ihr Wunschauto ebenfalls 15.500 Euro. Sie bekommt aber einen Preisnachlass von 10 % gewährt, wenn sie sofort den Kaufvertrag unterschreibt. Gebrauchte Autos werden hier jedoch nicht angenommen. Welche Variante kommt für Paula günstiger?

→ Lösungsheft Seite 17

Zum Schmunzeln

Die Mutter ruft ihrem Sohn zu: »Peter, wir gehen gleich einkaufen, sieh doch mal bitte nach, wie viel Zahnpasta wir noch haben!« Nach fünf Minuten Stille kommt die Antwort: »Mama, sie reicht vom Waschbecken bis zum Fernseher!«

Garten

Gefunden

Ich ging im Walde
so für mich hin,
und nichts zu suchen,
das war mein Sinn.
Im Schatten sah ich
ein Blümlein stehn,
wie Sterne leuchtend
wie Äuglein schön.
Ich wollt es brechen,
da sagt es fein:
Sollt' ich zum Welken
gebrochen sein?
Ich grub's mit allen
den Würzlein aus
zum Garten bracht ich's
am hübschen Haus.
Und pflanzt es wieder
am stillen Ort.
Nun zweigt es immer
und blüht so fort.
Johann Wolfgang von Goethe

Sie sind gefragt!

▷   Haben oder hatten Sie einen Garten?

▷   War dies ein Zier- oder Nutzgarten, direkt am Haus oder in einer Kleingartenanlage?

▷   Was haben Sie angepflanzt?

▷   Mögen Sie die Gartenarbeit, oder ist sie eher lästige Pflicht?

▷   Was bedeutet Ihnen die Arbeit im Garten?

▷   Haben Sie sich erholt in Ihrem Garten?

▷   Hatten Sie eine Hütte, bequeme Gartenmöbel, eine Hollywood-schaukel?

▷   Woher nahmen Sie Wasser? Hatten Sie einen Teich oder Brunnen?

▷   Gab es Strom, eine Toilette?

▷   Welche Tiere besuchten Sie im Garten?

▷   Welche Blumen wuchsen in Ihrem Garten?

▷   Erinnern Sie sich an Schädlinge? Was haben Sie dagegen eingesetzt?

▷   Haben Sie Dünger verwendet? Welche Art für welche Pflanzen?

▷   Hatten Sie einen Komposthaufen?

▷   Kennen Sie biologischen Anbau? War Ihnen dies wichtig?

▷   Haben Sie sich nach Bauernregeln oder Mondkalender gerichtet?

▷   Erinnern Sie sich an einen Garten in Ihrer Kindheit?

▷   Wie sah dieser aus im Vergleich zu heutigen Gärten, gibt es da Unterschiede?

▷   Hatten Sie die Möglichkeit, in Gärten zu spielen?

▷   Gab es Spielgeräte wie Schaukeln oder Sandkästen?

▷   Die Kirschen in Nachbars Garten ... Haben Sie als Kind Obst geklaut?

Blumen von A–Z

Gesucht werden Blumen von A wie Anemone bis Z wie Zaunwinde.
Bitte schreiben Sie zu den folgenden Buchstaben des Alphabets mindestens eine Blume auf.

A   _____

B   _____

C   _____

D   _____

E   _____

F   _____

G   _____

H   _____

I   _____

J   _____

K   _____

L   _____

M   _____

N   _____

O   _____

P   _____

R   _____

S   _____

T   _____

U   _____

V   _____

W   _____

Z   _____

→ Lösungsheft Seite 18

Quiz quer durch den Garten

Bitte kreuzen Sie jeweils die richtige der drei Aussagen an.

1. Stauden
    a) sind einjährige Pflanzen
    b) überdauern mehrere Jahre
    c) sind kleine Bäume

2. Radieschen
    a) sind die kleinsten Kürbisgewächse
    b) sind immer rot und kugelförmig
    c) haben einen scharfen Geschmack

3. Was bedeutet »vertikutieren«?
    a) den Rasen mähen
    b) den Rasen ausreißen
    c) die Belüftung des Rasens fördern

4. Giersch
    a) ist ein giftiges Unkraut
    b) lässt sich wegen seiner unterirdischen Triebe schwer entfernen
    c) wirkt wissenschaftlich nachgewiesen gegen Rheuma

5. Der Regenwurm
    a) ernährt sich von Erde
    b) bewegt sich mittels Hunderter kleiner Füßchen vorwärts
    c) vermehrt sich durch Teilung seines Körpers in zwei Hälften

6. Tulpen
    a) vermehren sich ausschließlich über Tochterzwiebeln
    b) Es gibt ungefähr 80 verschiedene gezüchtete Sorten.
    c) In den Niederlanden werden die meisten Tulpen weltweit produziert.

7. Schattenmorellen sind
    a) eine Kirschsorte
    b) eine Art Nachtschattengewächs
    c) eine Raubfischart

8. Der Obstbaumschnitt
    a) umfasst nur die jüngsten Triebe eines Obstbaums
    b) erfolgt immer kurz nach der Blüte
    c) soll Lichteinfall und Pflanzenwachstum steuern

9. Kiwi
   a)   wachsen nur in den Tropen
   b)   Es gibt männliche und weibliche Kiwi-Pflanzen.
   c)   Kiwi entziehen dem Körper wertvolle Vitamine.

10. Brennnesselsud
   a)   wird als Schädlingsbekämpfungsmittel eingesetzt
   b)   wird als Dünger besonders bei Erdbeeren verwendet
   c)   ist hoch giftig und darf in Gärten nicht ausgebracht werden

11. Wie heißt die berühmte Grünanlage in London?
   a)   Central Park
   b)   Hyde Park
   c)   Jurassic Park

12. Gartenzwerge
   a)   gab es bereits vor 32.000 Jahren, wie der Fund des »Gartenzwergs vom Vogelherd« beweist
   b)   haben ihren weltweit größten Absatzmarkt in Baden-Württemberg
   c)   werden von der »Front zur Befreiung der Gartenzwerge« aus Gärten gerettet und im Wald – ihrem angeblich natürlichen Lebensraum – ausgesetzt

13. Rindenmulch
   a)   wird in Gärten großflächig als Rasendünger ausgebracht
   b)   besteht aus zerkleinerten Stücken Baumrinde
   c)   besteht aus gemulchten Rinderknochen

14. Schrebergärten
   a)   sind nach Moritz Schreber (1808–1861) benannt
   b)   kommen hauptsächlich in ländlichen Gebieten vor
   c)   dürfen nur innerhalb von Familien im Sinne der Erbpacht weitergegeben werden

15. Die Bundesgartenschau
   a)   findet alle zwei Jahre in immer verschiedenen deutschen Städten statt
   b)   wird traditionell von der amtierenden Weinkönigin eröffnet
   c)   ermöglicht Privatleuten, ihre Gärten via Satelitenübertragung anderen Internetnutzern bundesweit zugänglich zu machen

16. Wer schrieb die tragische Kommödie »Der Kirschgarten«?
   a)   Friedrich Dürrenmatt
   b)   Ephraim Kishon
   c)   Anton Tschechow

→ Lösungsheft Seite 18

Sprichwörter

Erraten Sie die Sprichwörter und Redewendungen?

1. Wohin fällt der Apfel?

    _____

2. Was soll man nicht vergleichen?

    _____

3. Welcher Ertrag ist bei ungebildeten Landwirten besonders hoch?

    _____

4. Wie nennt man einen kleinen Spitzbuben?

    _____

5. Welches Gemüse macht blind für Offensichtliches?

    _____

6. Geschmacksrichtung gegen Trübsinn

    _____

7. Was ist die meist gestellte Frage der Welt?

    _____

8. Wie welches Gemüse sieht es aus, wenn alles durcheinander ist?

    _____

9. Welches Gemüse macht Musik?

    _____

10. Welche Früchte schmecken am besten?

    _____

11. In welches Obst beißt man nur ungern?

    _____

12. Was hängt in Nachbars Garten?

    _____

→ Lösungsheft Seite 18

Buchstabentausch

Bei diesen Wörtern sind die Buchstaben durcheinandergeraten. Bringen Sie sie bitte in die richtige Reihenfolge, sodass sich jeweils ein Wort aus dem Themenfeld Garten ergibt.

1. NÄSE   _____

2. REDE   _____

3. NÄJET   _____

4. KECHA   _____

5. BELAU   _____

6. TAPSEN   _____

7. RENTEN   _____

8. GÜNDEN   _____

9. SÄCKLEHR   _____

10. KRUNTAU   _____

11. ASIEME   _____

12. BALLTAUST   _____

13. SAPFKOTAL   _____

14. GARUMBEN   _____

15. TORKAFFLEN   _____

16. MASERNÄHER   _____

17. LITTSCHNAUCH   _____

18. ZAUNENGART   _____

19. SCHNAUMBITT   _____

20. DIESRADCHEN   _____

21. ROCKENHESE   _____

22. PRÜTENBLACHT   _____

23. BALLZELWUREN   _____

24. STOHNENEBANG   _____

→ Lösungsheft Seite 19

Dreierzahlen querbeet

Markieren Sie im Zahlenfeld so schnell wie möglich alle Zahlen, die durch 3 teilbar sind.

7	4	5	9
1	2	8	10
14	31	17	8
5	17	6	1
14	7	35	4
4	13	19	26
25	11	8	20
10	5	16	7
1	29	17	4
13	22	2	14
27	8	13	5
4	16	23	10
11	7	16	1
26	2	14	5
3	19	20	4
13	25	8	11

36	14	7	4
4	16	23	10
11	7	16	1
26	2	14	5
3	19	20	4
13	25	8	11
1	2	30	10
14	31	17	8
14	7	35	4
4	13	19	26
25	11	8	20
10	5	16	7
1	29	17	4
13	22	2	14
24	8	13	5
4	16	33	10

1	29	17	4
13	22	2	14
27	11	13	39
4	16	23	10
11	7	16	1
26	2	17	5
15	19	20	4
7	4	36	11
10	22	8	10
14	31	17	8
5	17	6	1
14	7	35	4
4	13	19	26
25	11	8	20
10	5	16	7
13	25	8	11

→ Lösungsheft Seite 19

Alle neune!

Bilden Sie aus diesen Buchstaben möglichst viele Wörter. Finden Sie eines, das alle neun Buchstaben enthält?

R	A	V
R	N	E
O	T	G

Zusammengesetzte Worte

Finden Sie Wörter, die mit folgenden Worten beginnen, wie z. B. Garten*tor*.

Garten _____   Blumen _____
Garten _____   Blumen _____
Garten _____   Blumen _____
Garten _____   Blumen _____
Garten _____   Blumen _____
Garten _____   Blumen _____

Wortschatzübung

Welche Tätigkeiten gehören zur Gartenarbeit? Notieren Sie alle Tätigkeitsworte (Verben), die Ihnen dazu einfallen.

gießen, _____

_____

_____

→ Lösungsheft Seite 20

Gartenweg – Gedächtnispfad

Mit dieser Übung wollen wir einen Gedächtnispfad anlegen. Um sich eine Reihe von Begriffen oder Dingen einzuprägen, ist es hilfreich, sie in Gedanken mit Plätzen zu verknüpfen, die wir gut kennen. Idealerweise ist dies ein Weg mit verschiedenen Stationen, den wir vor unserem inneren Auge abschreiten können. An diese immer wieder gleichen Stationen heften wir Begriffe, die wir uns merken wollen, beispielsweise für Besorgungen. Wir brauchen dann keinen Einkaufszettel mehr.

Doch um diesen Gedächtnispfad nutzen zu können, müssen wir ihn zunächst anlegen und bahnen. Je öfter wir ihn gegangen sein werden, desto sicherer werden wir unsere innere Einkaufsliste an den verschiedenen Stationen deponieren können.

Anlegen des Gedächtnispfades

Bitte stellen Sie sich einen Garten vor, in dem Sie sich gern aufhalten. Das kann Ihr eigener Garten sein oder einer, den Sie gut kennen. Sie können sich auch Ihren »Idealgarten« in Ihrer Phantasie ausmalen. Gehen Sie nun in Ihrer Vorstellung einen Weg durch diesen Garten und wählen Sie dabei markante Punkte aus. Dies könnten zum Beispiel folgende sein: die rostige Türklinke der Gartenpforte, der große Feldstein am Wegrand, die wackelige Bodenplatte, die Holzbank, das Vogelhäuschen am Stamm des Apfelbaums, die Regentonne am Gewächshaus, der Wasserhahn am Geräteschuppen, ein rundgeschnittenes Buchsbäumchen. Wichtig ist, dass die Stationen unverrückbar sind und Sie sie jedes Mal genauso dort wieder vorfinden werden. Für den Anfang dürften 10–15 dieser Plätze genügen. Sie können sich mit der Zeit dann mehrere, verschieden lange Gedächtnispfade kreieren.

Den Weg bahnen

Wenn Sie in der Natur querfeldein gehen, werden Sie diesen Weg am nächsten Tag kaum noch finden. Damit ein Trampelpfad entsteht, muss er immer wieder ausgetreten werden. So ist es auch mit unserem Gedächtnispfad. Gehen Sie Ihren »Gartenweg« so oft wie möglich, mindestens dreimal am Tag ein paar Tage lang.

Nutzung des Gedächtnispfades

Sie haben nun einen brauchbaren Gedächtnispfad angelegt. Um ihn zu nutzen, heften Sie Begriffe, die Sie sich merken wollen, an die Stationen Ihres Gartenweges, indem Sie sie bildlich und möglichst eindrucksvoll damit verknüpfen. Später rufen Sie sich die Begriffe ins Gedächtnis zurück, indem Sie ihren Gartenweg erneut abschreiten und an den Stationen die angebrachten Bilder sehen.

Ein Beispiel

Merken Sie sich folgende Dinge einer Einkaufsliste: Butter, Käse, Tomaten, Zwiebeln, Spaghetti, Bananen, Klopapier, schwarze Schuhcreme, eine Flasche Rotwein, Batterien für den Wecker. Die Butter verbinden Sie mit der ersten Station Ihres Gartenweges, im obigen Beispiel mit der rostigen Türklinke. Sie schmieren sie dick damit ein, sodass Sie fettige Hände bekommen, wenn Sie sie öffnen (zum Glück nur in der Vorstellung). Den Käse deponieren Sie an der zweiten Station, hier dem großen Feldstein. Der Stein ist überhäuft mit Käse und riecht entsprechend schon von weitcm. Die Tomaten legen Sie in unserem Beispiel auf der wackeligen Bodenplatte ab. Einige sind vielleicht schon zertreten, andere schaukeln darauf hin und her – Hauptsache, das Bild springt Ihnen ins Auge. So verfahren Sie weiter, bis Sie alle Produkte auf möglichst einprägsame Weise mit den Stationen Ihres Gartenweges verknüpft haben. Das Klopapier wickeln Sie zum Beispiel um das Vogelhäuschen, der Rotwein fließt in Strömen aus dem Wasserhahn und übergießt die darunterstehende Weinflasche ... Beim Einkaufen können Sie nun jederzeit den gesamten Weg in Sekundenschnelle noch einmal ablaufen, um zu überprüfen, ob Sie alles beisammen haben, was Sie mitnehmen wollten.

Wiederholte Verwendung des immer selben Weges

Sobald Sie Ihren Einkauf beendet haben, verlieren die Bilder ihre Relevanz. Die Verknüpfung mit dem Gartenweg wird sich lösen, zumal wenn Sie die Stationen mit neuen Begriffen belegen. So können Sie Ihren Gartenweg-Gedächtnispfad immer wieder neu verwenden.

Gartenbewohner und -gäste

In Gärten leben viele verschiedene Vögel, Insekten und Säugetiere. Erkennen Sie, welche hier aufgezählt sind? Ergänzen Sie die fehlenden Buchstaben (für ä, ü, ö und ß ist jeweils nur ein Feld vorgesehen).

1. M _a_ _u_ s
2. I _ _ l
3. St _ r
4. B _ _ n _
5. A _ _ _ l
6. Z _ _ _ e
7. M _ _ s _
8. W _ sp _
9. A _ _ _ _ e
10. H _ _ m _ l
11. S _ _ _ _ c _e
12. M _ _ _ w _ _ f
13. Z _ _ _ k _ _ _ g
14. W _ _ _ m _ _ s
15. R _ _ _ _ w _ _ m
16. Sch _ _ _ _ _ _ l _ _ g

17. Bl _ _ _ schl _ _ _ _ e
18. T _ _ s _ _ _ f _ _ _ _ r
19. Ei _ _ h _ _ _ _ _ _ n
20. R _ _ k _ _ _ _ _ _ n
21. M _ r _ _ _ k _ _ _ r
22. St _ _ _ m _ _ _ e
23. E _ _ _ _ l _ _ g
24. M _ _ _ k _ _ _ r
25. Bl _ _ _ l _ _ s
26. E _ d _ _ _ _ e
27. L _ b _ _ _ e
28. Sp _ _ _ e
29. G _ _ ll _
30. T _ _ b _
31. R _ _ p _
32. F _ _ k

→ Lösungsheft Seite 20

Buchstabenquadrat Garten

In diesen Buchstaben sind die untenstehenden Begriffe versteckt. Sie finden sie waagrecht, senkrecht und diagonal, vorwärts und rückwärts geschrieben.

A	S	D	F	S	U	A	H	S	H	C	Ä	W	E	G	E	R	G
F	G	H	J	I	K	L	Ö	P	Ü	R	F	T	A	S	E	G	E
R	T	R	O	S	E	N	B	L	Ü	T	E	L	R	R	B	U	T
A	S	E	M	D	A	R	T	U	F	U	L	Ö	T	T	H	M	U
S	N	G	T	A	B	N	Ü	G	L	L	D	R	U	E	C	M	N
D	S	E	A	G	U	R	Z	H	I	T	S	T	N	Z	U	I	M
C	D	N	P	R	I	L	E	J	E	A	A	B	P	A	A	S	K
V	U	T	E	P	T	F	W	E	D	S	L	S	L	Ü	R	T	L
U	L	O	F	A	U	E	B	U	E	D	A	H	Ä	U	T	I	Ö
M	Ö	N	R	S	A	H	N	S	R	E	T	J	S	N	S	E	P
K	S	N	U	D	Ü	G	C	S	R	F	U	N	A	P	R	F	D
B	N	E	I	R	Y	U	K	S	C	T	K	O	F	E	E	E	S
L	I	A	F	D	O	N	L	T	E	H	S	L	T	L	I	L	E
O	R	E	R	A	V	P	Ö	R	Z	T	L	U	F	Ö	Z	T	R
S	C	H	N	E	C	K	E	D	L	T	Ä	A	G	R	B	E	T
T	Ü	S	R	E	F	G	S	A	C	R	X	R	U	D	N	R	U
U	E	R	T	S	O	P	M	O	K	R	W	E	E	C	A	D	N
N	A	S	U	N	K	L	Ä	S	U	N	K	O	R	G	H	Ü	I

Regentonne, Rosenblüte, Flieder, Kompost, Gummistiefel, Kräuter, Geräteschuppen, Maulwurf, Biene, Feldsalat, Schnecke, Gewächshaus, Frühbeet, Zierstrauch, Gartenschlauch

→ Lösungsheft Seite 21

Silbenrätsel

Bitte schreiben Sie die Lösungsworte auf die Zeilen über den Umschreibungen. Es dürfen nur die Silben aus dem folgenden Vorrat verwendet werden. Streichen Sie durch, welche Sie verbraucht haben. Am Ende sollte keine der Silben übrig bleiben.

BAT – BER - BUT – CI – EN – GAR – GE – GE

GER – GIEß – HA – HALM – HAUS – KAN

LING – NE – RA – SANS – SCHACH – SCHRE

SOU – TE – TE – TEL – TEN – WÄCHS

_____   _____

1 Qualitätszusicherung   5 Blumenbeet

_____   _____

2 Glasbau für Pflanzen   6 hartnäckiges Unkraut

_____   _____

3 Bewässerungsgefäß   7 Käferlarve

_____   _____

4 Grundstück in einer Gartenkolonie   8 Schlosspark in Potsdam

→ Lösungsheft Seite 21

Buchstabenreihen – Blumen

In diesen Buchstabenreihen sind 24 Blumen versteckt. Bitte unterstreichen Sie sie.

1. neorkigmuntikaspuhnungrosekuliokmastrungikerl
2. gerkuniokmolpastruderingolkinustrtulpertusratolp
3. kortastikulmarnelkeketrelkopsatrunresoklasporstu
4. runikalproetkinlomerisagärasrupölkumbastregihun
5. tranikermolohrtimunsesatromohnolperisutarestrim
6. plexikartiphloxkmuralisetirkastromaleriastererzun
7. kolipertasetriunmuolptrekrokusserkulopertimuans
8. beinzomerienzianmunolkisaturenumkilerliliemuno
9. muneriklopastirkirismunkiloaseriamnaseritalsiernt
10. beingkriererikamirolersatirkrimokleemiperiprimeli
11. halikoleirekplpreoidahliemalivamreikmalvekloperia
12. hunkilerialopasturimnukopläruseslinumeratokolera
13. wikastorpelmingjundekimwickemerstalekiakeleimt
14. retizunmaseritkfuchsiefumerpünkastromteranigeasi
15. tnisaregantagetesmunilsalsocalmonastrikalcallanist
16. fredisatorisanmetfreesiemiklpetranusiarnikamugikl
17. dislikolpaslörolikseritanustikolpasterimdistelmirok
18. roperiemnusgerstasalbeigunikolersatimerinungmol

→ Lösungsheft Seite 21

Merkbild Opa Fritz' Garten

Bitte betrachten Sie dieses Bild und prägen Sie sich möglichst viele Einzelheiten ein. Auf der nächsten Seite finden Sie Aussagen, anhand derer Sie überprüfen können, was Sie sich von diesem Bild gemerkt haben.

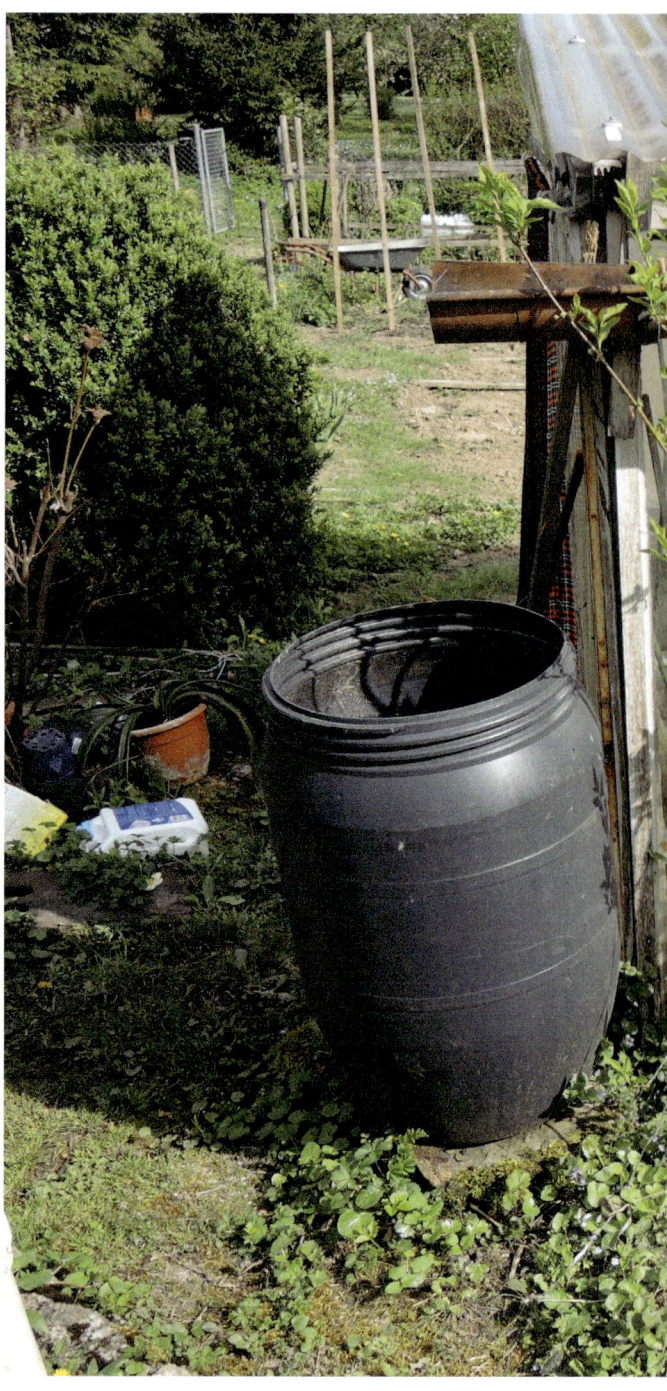

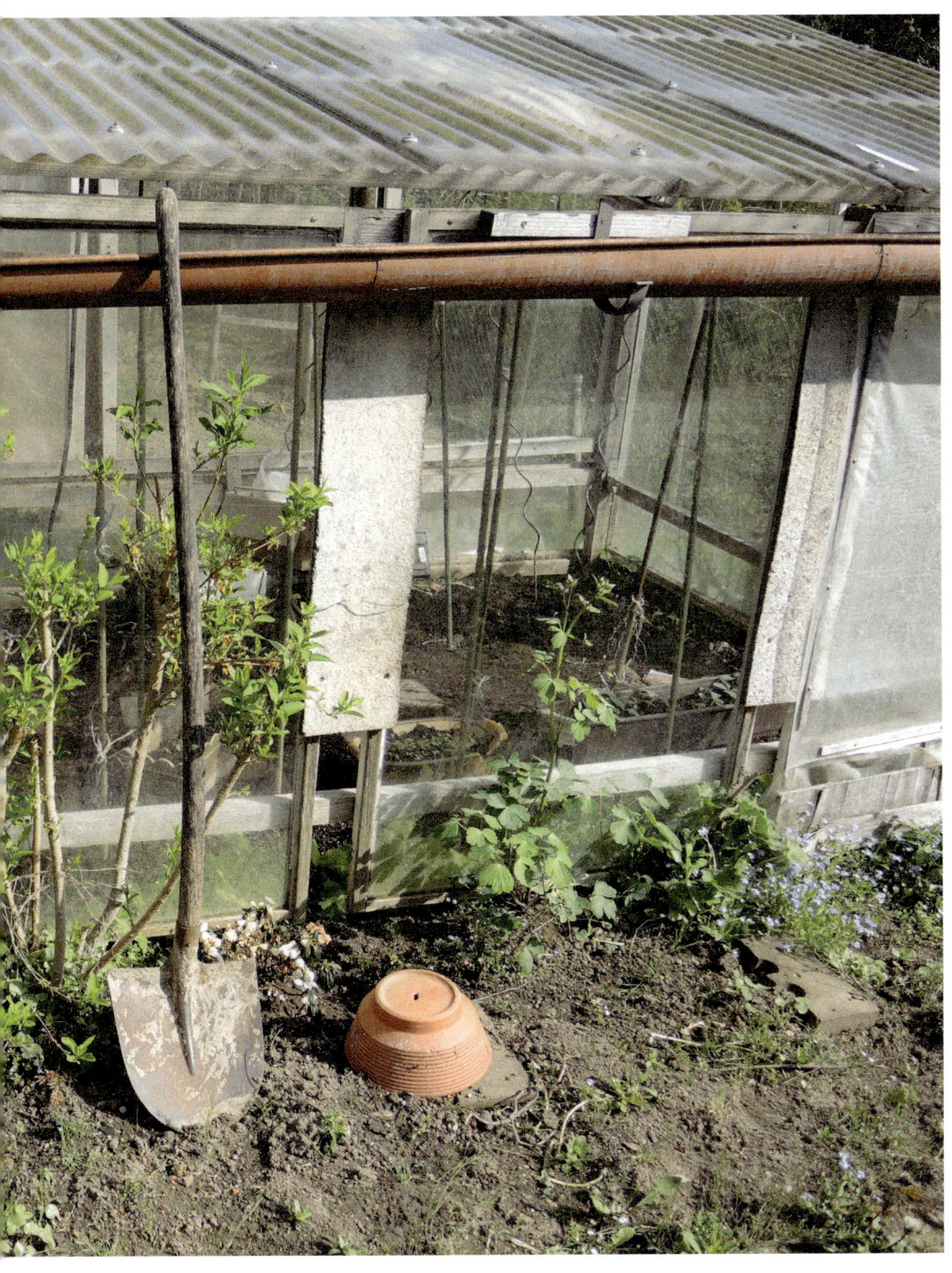

Aussagen zum Merkbild Opa Fritz' Garten

Haben Sie sich das Merkbild »Opa Fritz' Garten« gut eingeprägt? Überprüfen Sie dies anhand folgender Aussagen. Welche davon sind richtig? Bitte kreuzen Sie an.

richtig falsch

1. Links am Gewächshaus steht eine Regentonne.

2. Die Regentonne ist grün.

3. Der Strauch trägt weiße Blüten.

4. Am Gewächshaus lehnt eine Schaufel.

5. Im Gewächshaus sind Tomatenpflanzen zu erkennen.

6. Auf dem Boden liegen zwei Blumentöpfe.

7. Die Regenrinne am Gewächshaus ist verrostet.

8. Der Boden ist mit dichtem Rasen bewachsen.

9. Am oberen Bildrand ist blauer Himmel zu sehen.

10. Das Gewächshaus hat ein gewelltes Dach.

→ Lösungsheft Seite 22

Blumensätze bilden

Das Wort »BLUMENKRANZ« senkrecht geschrieben gibt die Buchstaben für diese Aufgabe vor. Bitte bilden Sie Sätze, in denen alle Worte mit dem fettgedruckten Buchstaben am Anfang der Zeile beginnen. Es soll jeweils eine Blume darin vorkommen. Die Sätze dürfen gern auch unsinnig klingen! Lassen Sie Ihrer Kreativität freien Lauf.

B *Butterblumen **b**ilden **b**eeindruckend **b**unte Blüten.*

L _____

U _____

M _____

E _____

N _____

K _____

R _____

A _____

N _____

Z _____

→ Lösungsheft Seite 22

Angehängte Worte

Finden Sie jeweils ein Wort, das an die anderen vier Worte angehängt werden kann und mit jedem in der Reihe einen sinnvollen Begriff ergibt.

	Regen-	Bild-	Sonnen-	*Schirm*
	Regenschirm	*Bildschirm*	*Sonnenschirm*	

1.	Hecken-	Kletter-	Tee-	Gürtel-
2.	Endivien-	Kartoffel-	Obst-	Feld -
3.	Zwetschgen-	Back-	Edel-	Meilen-
4.	Weizen-	Gersten-	Senf-	Pfeffer-
5.	Nuss-	Apfel-	Dessert-	Orangen-
6.	Blumen-	Lein-	Gras-	Mohn-
7.	Bauern-	Zier-	Obst-	Tier-
8.	Mohr-	Zucker-	Steck-	Futter-
9.	Quadrat-	Baum-	Zahn-	Pfahl-
10.	Granat-	Ross-	Aug-	Erd-
11.	Blumen-	Früh-	Hoch-	Gemüse-
12.	Herz-	Sauer-	Süß-	Schwarz-
13.	Avokado-	Kürbis-	Apfel-	Atom-
14.	Cocktail-	Strauch-	Fleisch-	Eier-
15.	Schlangen-	Gewürz-	Essig-	Senf-
16.	Rasenkanten-	Hecken-	Ast-	Papier-

→ Lösungsheft Seite 23

Vorangestellte Worte

Finden Sie jeweils ein Wort, das den folgenden Begriffen vorangestellt werden kann und mit jedem in der Reihe ein neues sinnvolles Wort ergibt.

Sonnen	-schein	-schirm	-strahl
	Sonnenschein Sonnenschirm Sonnenstrahl		

1.	_____	-tor	-zaun	-weg	-zwerg
2.	_____	-fliege	-fleisch	-saft	-zucker
3.	_____	-brand	-korb	-salat	-kuchen
4.	_____	-kern	-kuchen	-mus	-wein
5.	_____	-blatt	-duft	-meer	-pollen
6.	_____	-obst	-kraft	-gehäuse	-aufgabe
7.	_____	-rose	-schere	-schnitt	-schütze
8.	_____	-flieder	-flügel	-larve	-netz
9.	_____	-kopf	-schüssel	-besteck	-buffet
10.	_____	-beet	-straße	-denker	-einsteiger
11.	_____	-knospe	-wasser	-duft	-dünger
12.	_____	-helfer	-dank	-zeit	-fest
13.	_____	-wiese	-garten	-samen	-beet
14.	_____	-korn	-haus	-tempo	-post
15.	_____	-garten	-spirale	-hexe	-butter
16.	_____	-mäher	-sprenger	-kante	-fläche

→ Lösungsheft Seite 23

Wörter zusammensetzen

Wörter gewinnen eine neue Bedeutung, wenn man sie in einen anderen Zusammenhang setzt. Verbinden Sie die Obst- und Gemüsesorten der linken Spalte mit den Worten der rechten Spalte so, dass sich jeweils ein neuer, oft umgangssprachlicher Begriff ergibt.

1.	Pfirsich		a)	Tarzan
2.	Zitronen		b)	Sepp
3.	Gurken		c)	Haut
4.	Spargel		d)	Krampf
5.	Wurzel		e)	Meise
6.	Wein		f)	Truppe
7.	Bananen		g)	Stampfer
8.	Orangen		h)	Falter
9.	Zwiebel		i)	Zähler
10.	Kohl		k)	Bäckchen
11.	Rübe		l)	Picker
12.	Kraut		m)	Flanke
13.	Erdbeer		n)	Look
14.	Apfel		o)	Haut
15.	Erbsen		p)	Zahl
16.	Rosinen		q)	Mund

→ Lösungsheft Seite 23

Was passt nicht in diese Reihe?

Jeweils drei der folgenden Begriffe aus dem Themenfeld Garten haben eine Gemeinsamkeit, die sie mit dem vierten nicht teilen. Welcher Begriff passt nicht zu den übrigen? Und was ist die Gemeinsamkeit der anderen, die Sie zu Ihrer Entscheidung führt?

1. Hacke – Rechen – Rebschere – Spaten

2. Narzisse – Ernte – Laubrechen – Kastanien

3. Apfel – Pflaume – Kirsche - Stachelbeere

4. Rosenkohl – Tomate – Brokkoli – Gurke

5. Apfel – Birne – Zwetschge – Apfelsine

6. Bärlauch – Petersilie – Schnittlauch – Zitronenmelisse

7. Aubergine – Tomate – Gurke – Paprika

8. Elstar – Almonda – Jonagold – Boskop

9. Rosenkohl – Blumenkohl – Rotkohl – Erbsen

10. Möhre – Kürbis – Gurke – Zucchini

11. Zucchini – Kohlrabi – Gurke – Brokkoli

12. Mangold – Spinat – Bärlauch – Rosenkohl

13. Petersilie – Löwenzahn – Giersch – Brennnessel

14. Sieglinde – Maria – Linda – Laura

15. Flieder – Erdbeere – Kürbis – Spargel

16. Quitte – Karotte – Schalotte – Birne

17. Komposterde – Pferdeäpfel – Ameisenhaufen – Brennnesseljauche

→ Lösungsheft Seite 24

Brückenrätsel

Finden Sie jeweils ein Wort, das dem ersten angehängt, dem zweiten vorangestellt werden kann.

	Honig	*Bienen*	Stich
	Honigbienen		*Bienenstich*
1.	Laub		Maschine
2.	Garten		König
3.	Maul		Bude
4.	Früh		Feuer
5.	Gewürz		Garten
6.	Rosen		Note
7.	Reife		Mangel
8.	Bohnen		Bohnen
9.	Gemüse		Laube
10.	Herbst		Säge
11.	Vogel		Hocker
12.	Kies		Gabelung
13.	Blätter		Ziegel
14.	Gewächs		Tür
15.	Rosen		Rosen
16.	Gummi		Knecht

→ Lösungsheft Seite 25

Gesundheit

»Tu deinem Leib Gutes,
damit deine Seele Lust hat,
darin zu wohnen.«
Teresa von Avila

»Gesundheit kauft man nicht im Handel,
denn sie liegt im Lebenswandel.«
Karl Kötschau

»Die gesündeste Turnübung ist das
rechtzeitige Aufstehen vom Esstisch.«
Giorgio Pasetti

Sie sind gefragt!

▷ Was bedeutet »gesunde Lebensführung« für Sie?

▷ War Ihnen das früher wichtig?

▷ Achten Sie heute auf gesunde Lebensführung?

▷ Glauben Sie, man kann durch gesunde Ernährung Krankheiten vorbeugen?

▷ Was verstehen Sie unter gesunder Ernährung?

▷ Haben Sie einmal eine Fastenkur gemacht?

▷ Welche Kinderkrankheiten hatten Sie?

▷ Wurden Sie als Kind geimpft?

▷ Wie stehen Sie zu Impfungen?

▷ Welche halten Sie für besonders wichtig?

▷ Was bedeutet Stress für Sie?

▷ Ist er eine moderne Erscheinung?

▷ Kann man ihn vermeiden?

▷ Allergien, Heuschnupfen, gab es das schon immer?

▷ Wie ist Ihre Einstellung zu Verfahren der Naturheilkunde?

▷ Haben Sie einmal Erfahrungen mit Placebos gemacht?

▷ Denken Sie, dass körperliche Leiden seelisch bedingt sein können?

▷ Was tut Leib und Seele gut?

▷ Welche Hausmittel kennen Sie z. B. bei Erkältung, Husten, Fieber, Bauchschmerzen, Sonnenbrand, Mückenstichen?

Körperteile von A–Z

Gesucht werden Körperteile von A wie Arm bis Z wie Zunge. Bitte notieren Sie zu den folgenden Buchstaben des Alphabets mindestens ein Organ oder Körperteil. Wenn Ihnen Ideen fehlen, gehen Sie im Geiste Ihren eigenen Körper durch.

A _____

B _____

D _____

E _____

F _____

G _____

H _____

I _____

J _____

K _____

L _____

M _____

N _____

O _____

P _____

R _____

S _____

T _____

U _____

V _____

W _____

Z _____

→ Lösungsheft Seite 25

Quiz zu Körper und Gesundheit

Welche Aussage ist richtig? Bitte kreuzen Sie an. Die Buchstaben der richtigen Antworten ergeben das Lösungswort.

1. Was ist die Aorta?
    a)   Hauptschlagader   ☐ = P
    b)   Halsschlagader   ☐ = A
    c)   Herzkranzgefäß   ☐ = T

2. Wie viele Knochen hat der Mensch an einer Hand?
    a)   7   ☐ = E
    b)   15   ☐ = L
    c)   27   ☐ = F

3. Wie heißt der Begründer der Homöopathie?
    a)   Samuel Hahnemann   ☐ = E
    b)   Ferdinand Sauerbruch   ☐ = K
    c)   Albert Schweitzer   ☐ = S

4. Welches sind die stärksten Muskeln im menschlichen Körper?
    a)   Oberschenkelmuskeln   ☐ = A
    b)   Oberarmmuskeln   ☐ = T
    c)   Kaumuskeln   ☐ = F

5. Wo beginnt die Verdauung?
    a)   im Mund mit den Speichelenzymen   ☐ = F
    b)   im Magen mit der Magensäure   ☐ = M
    c)   im Darm mit den Darmbakterien   ☐ = G

6. Wo befindet sich die Schilddrüse?
    a)   unterhalb des Kehlkopfes   ☐ = E
    b)   hinter der Leber   ☐ = R
    c)   auf dem Nabel   ☐ = O

7. Welche Aufgaben hat die Leber?
    a)   Sauerstoffversorgung   ☐ = T
    b)   Abbau von Giftstoffen   ☐ = R
    c)   Harnbildung   ☐ = A

8. Welche Aussage zu den Blutgefäßen ist richtig?
    a) Arterien führen sauerstoffreiches Blut.   ☐ = M
    b) Venen kommen nur in den Beinen vor.   ☐ = N
    c) »Krampfadern« sind funktionsunfähige Arterien.   ☐ = Z

9. Was ist eine Thrombose?
    a) ein Hormon   ☐ = E
    b) eine Drüse   ☐ = A
    c) ein Blutgerinnsel   ☐ = I

10. Was ist Adrenalin?
    a) Hormon, das bei Stress ins Blut ausgeschüttet wird ☐ = N
    b) ein Verdauungsenzym im Dickdarm   ☐ = M
    c) ein Medikament gegen Bluthochdruck   ☐ = K

11. Was schätzen Sie, wie schnell wachsen Haare?
    a) etwa zwei Zentimeter pro Woche   ☐ = P
    b) etwa einen Zentimeter pro Monat   ☐ = Z
    c) etwa fünf Zentimeter pro Jahr   ☐ = W

12. Sind Knochen durchblutet?
    a) Ja, sie haben ein eigenes Blutgefäßsystem.   ☐ = T
    b) Nein, sie bestehen lediglich aus verhärteten
        Knochenzellen.   ☐ = R
    c) Nur in der Wachstumsphase bei Kindern.   ☐ = S

13. Wo befindet sich das Zwerchfell?
    a) im Innenohr   ☐ = D
    b) zwischen Brust- und Bauchhöhle   ☐ = E
    c) am Hinterkopf   ☐ = U

14. Was ist Insulin?
    a) Ein Hormon, das den Blutzucker senkt.   ☐ = E
    b) Ein Vitamin, das den Blutzucker erhöht.   ☐ = A
    c) Ein Medikament gegen Erkältungskrankheiten.   ☐ = H

Lösungswort | | | | | | | | | | | | | | |
             1   2   3   4   5   6   7   8   9 10 11 12 13 14

→ Lösungsheft Seite 25

Redewendungen Körper

Bitte setzen Sie die fehlenden Körperteile in die Lücken ein.

1. Jemandem unter die _____ greifen.
2. Einen Frosch im _____ haben.
3. Die _____ in die _____ nehmen.
4. Einen grünen _____ haben.
5. Jemandem sein _____ ausschütten.
6. Ein _____ zudrücken.
7. _____ über _____ .
8. Etwas hüten wie seinen _____.
9. _____ aufs _____ !
10. Jemandem die _____ vom _____ fressen.
11. Jemanden um den _____ wickeln.
12. Sich ein _____ ausreißen.
13. Mit dem _____ zur Wand stehen.
14. Eine Sache hat _____ und _____ .
15. Die _____ voll haben.
16. Frei von der _____ weg.
17. Sich etwas in den _____ setzen.
18. Mit _____ und _____ .
19. Bis über beide _____ verliebt sein.
20. Das _____ auf der _____ tragen.
21. Jemanden auf den _____ nehmen.
22. Kalte _____ bekommen.
23. Etwas auf _____ und _____ prüfen.
24. Sich etwas zu _____ nehmen.
25. Mit dem _____ durch die Wand wollen.

→ Lösungsheft Seite 26

Das merk ich mir!

Handwurzelknochen

Der Mensch hat an jeder Hand acht Handwurzelknochen. Jeder hat eine eigene Bezeichnung. Diese lauten:

1. Kahnbein
2. Mondbein
3. Dreiecksbein
4. Erbsenbein
5. großes Vieleck
6. kleines Vieleck
7. Kopfbein
8. Hakenbein

Um sich die Namen und Positionen der Handwurzelknochen leichter merken zu können, wird oft eine Eselsbrücke, ein Merksatz verwendet. Lernen Sie diesen auswendig, so wird es Ihnen kaum Mühe bereiten, die Fragen auf der nächsten Seite zu beantworten.

> Es fuhr ein Kahn im Mondenschein
> im Dreieck um das Erbsenbein.
> Vieleck groß, Vieleck klein,
> am Kopf, da muss ein Haken sein.

Das merk ich mir! – Fragen

Handwurzelknochen

Sie haben die Bezeichnungen für die Handwurzelknochen auswendig gelernt. Anhand dieses Wissens beantworten Sie nun die folgenden Fragen, ohne noch einmal zurückzublättern.

1.   Wie viele Handwurzelknochen hat der Mensch?

    _____

2.   Wird einer von ihnen »Viereckbein« genannt?

    _____

3.   Welcher Knochen folgt auf das Kahnbein?

    _____

4.   Welcher Knochen hat seinen Namen von einem Gemüse?

    _____

5.   Welcher der Knochen wird in zwei Größen angegeben?

    _____

→ Lösungsheft Seite 26

Buchstabenquadrat Gesundheit

In diesen Buchstaben sind die untenstehenden Begriffe versteckt. Sie finden sie waagrecht, senkrecht und diagonal, vorwärts und rückwärts geschrieben.

R	A	C	T	Z	U	I	W	R	A	S	D	F	G	H	J	K	L
W	T	Z	H	R	T	G	N	U	G	E	W	E	B	V	B	N	M
E	F	G	Y	O	G	A	R	T	D	E	S	S	B	A	S	B	U
H	G	E	E	R	M	R	V	K	V	U	D	T	A	T	R	Z	J
C	H	S	T	I	R	Ö	N	N	B	Ö	F	R	Ä	U	D	P	M
S	B	U	O	K	V	Ä	O	U	M	H	G	U	K	R	N	A	N
A	N	N	P	Ü	A	L	E	P	M	K	H	N	A	T	R	A	B
L	M	D	J	K	S	N	M	U	A	Ü	E	K	M	H	T	S	V
F	K	H	Ü	L	I	G	Ö	K	S	T	K	L	I	N	H	D	C
M	A	E	K	M	D	H	S	A	S	C	H	Ü	L	B	N	A	X
R	R	I	A	F	R	K	A	A	A	V	L	I	L	V	M	B	Y
Ä	N	T	H	J	T	E	F	E	G	X	Ä	S	E	A	I	F	A
W	I	R	F	H	K	L	O	P	E	B	N	M	K	S	O	P	S
V	K	T	P	F	E	F	F	E	R	M	I	N	Z	E	K	M	D
E	A	W	R	E	T	U	J	K	N	G	M	O	R	T	L	A	F
R	G	R	E	T	U	Ä	R	K	L	I	E	H	T	U	P	D	G
T	H	J	N	W	A	D	E	N	W	I	C	K	E	L	Ü	M	H
Z	R	A	S	D	F	G	H	K	H	G	E	F	B	I	K	R	J

Gesundheit, Homöopathie, Akupunktur, Yoga, Vitamine, Heilkräuter, Dampfbad, Fastenkur, Bewegung, Massage, Pfefferminze, Arnika, Kamille, Sauna, Wadenwickel, Wärmflasche

→ Lösungsheft Seite 27

Um die Ecke gedacht

Bei diesen Rätseln müssen Sie ein wenig »um die Ecke« denken. Wie heißen die jeweils gesuchten Begriffe?

1.   Nur im übertragenen Sinn wird hier einem Mundorgan Gewalt angetan. Eigenlich handelt es sich lediglich um einen schwer auszusprechenden Satz.

_____

2.   Was der Zahnarzt dem Patienten, könnte auch der Gärtner seinen Bäumen angedeihen lassen.

_____

3.   Der Hammer sollte ihn genau auf den Kopf treffen, aber bitte nicht am Finger!

_____

4.   Auf See bläst der Wind hinein, am Gaumen nicht.

_____

5.   Im Pumporgan hat man zwei davon. Beide ohne Zofe.

_____

6.   Welches ist das königlichste Organ des Menschen?

_____

→ Lösungsheft Seite 27

Buchstabentausch

Bei diesen Wörtern sind die Buchstaben durcheinandergeraten. Bringen Sie sie bitte in die richtige Reihenfolge, sodass sich jeweils ein Wort aus dem Themenfeld Gesundheit – Krankheit – Körper ergibt.

BALSE   _____

ZART   _____

MEURHA   _____

MEREC   _____

NIKARA   _____

REVDANB   _____

LAGERLIE   _____

LEPFSTAR   _____

RISPETZ   _____

SASGAME   _____

LAKORNIE   _____

VATIMEIN   _____

TELTBATE   _____

 GLEPFEN   _____

KIMALEL   _____

ZACKWIEB   _____

HUSSENSCHEX   _____

KRAUSENHANK   _____

→ Lösungsheft Seite 27

Kreuzworträtsel Körper

Waagrecht

1 gesundheitsfördernder Bestandteil von Lebensmitteln
2 Unfähigkeit zu hören
3 Gelenk am Bein
4 anfallsweise auftretender Kopfschmerz
5 Fußrücken
6 Kranker
7 Genesung
8 ärztlich hergestellter Tiefschlaf
9 Tropfendosierer
10 Räume des Arztes
11 Krankheitserreger (Plural)
12 abstinent
13 seelische od. körperliche Not
14 Blutgefäße
15 Erhöhung der Körpertemperatur
16 hintere Seite des Rumpfs
17 Gebiss
18 Organ der Harnbildung
19 Riechorgan
20 Ausscheidungsorgan
21 Wundabdeckung
22 Reizleitungsfaser
23 unerwünschte Begleiterscheinung
24 voller Lebenskraft
25 Muskelorgan im Mund
26 Knochengerüst
27 Spritze

Senkrecht

4 Arznei
9 Infektionskrankheit »schwarzer Tod«
28 Maßnahmen der Sauberkeit
29 Injektionsinstrument
30 Augenflüssigkeit
31 Gehhilfe mit Rädern
32 Schwermetall
33 Hörorgan
34 infizieren
35 ärztlicher Verordnungsschein
36 eine Kinderkrankheit
37 Augendeckel
38 Zahnarzt
39 Geburtsschmerzen
40 Härchen am Augenlidrand (Plural)
41 Reizleitungsbahnen im Körper
42 Nerv des vegetativen Nervensystems
43 Esslust
44 Schmerz durch Rückfluss aus dem Magen
45 Klumpen im Harnbildungsorgan
46 Unfähigkeit zu sehen
47 Männliches Hormon
48 Gesichtsbehaarung
49 bleibende Spur verheilter Wunde
50 Organ der Blutspeicherung

→ Lösungsheft Seite 28

Lesesport

In die folgenden Worte haben sich überflüssige Buchstaben eingeschlichen. Erkennen Sie trotzdem, um welche Berufe aus dem Bereich Medizin und Pflege es sich handelt? Bitte streichen Sie alle Buchstaben durch, die nicht in die Worte gehören.

1. Kurankhenschawerstuer

2. Zrauhnährozitin

3. Ausgenaurozeth

4. Resttuhngssainidtäther

5. Chiemrnurng

6. Heihlkpsratktilkeriun

7. Haupstarezt

8. Faußpftlehgertin

9. Maussteur

10. Helbtamnmbe

11. Lufngrenflachzarizet

12. Alsternpfleugier

13. Ukrolfogel

14. Nostarlzet

→ Lösungsheft Seite 28

Buchstabenreihen

Finden Sie in diesen Buchstabenreihen 23 Begriffe zum menschlichen Körper und unterstreichen Sie sie.

1. RNSKAUNGKERAMFJGUNGHLOERHGARMFNGUNGDJ

2. GHENTINGKHBEINGHTNKIRKTPOASJGUNDHTEHRNF

3. FHTUNGKHINAKDMGHEHRNHANDJHGNTZPGKUMND

4. GJUMGKAMNFHRUNGHTAKHRHTGUNHKPAOSJDUNG

5. DATSHUNFHAUGEHGNGHGHGHGKNOHRNDHNEHFG

6. MLRUNGHSKDODLADJDNGUKOPFJSKDNEUNGMAKS

7. BRHAMSNUNHDMUNDJJGNUNDHKIOPAKEMNHERZD

8. PHRJGNDDARMNGUNHKISÖEPGUKNIEJRKGMASLFPE

9. DKFJNFKGOPERISDKISNDUTNGKNDHHFGKONGLPAS

10. JFUNGHEKFOMILZDHNGIAPDKINMEIRMNODTGJUNA

11. TIKSMANDGEUMNFUJGKAPDJESKLEBERFHFURNDEK

12. KDUNGKPRIEKLUNGEFKDHUNFJFUNASOFHAUTMGE

13. FKINBRUSTUNHIKPEOKDHNFEHDUTIKHAARALSNMI

14. DJGUNGJHHASDOFNBURITPFKUNDGKERIKOLPASFER

15. FHGNBUOBLUTHDNUBUGNMPORERTIOKDEFUSSRAS

16. TZUNKMGNUIHJASLFKOEHALSNFKGIKALEJGUNLOD

17. GJNDOPGKSALJFHZEHENDHTJGHAJGUHOKHLOSFNE

18. DJGANDBFUHGNHHASDKWADEFJGNGKKEURSEHNE

19. SKAIGNUJASKFOPERKEHLEMGNKOASPFLGKIEJNFAS

→ Lösungsheft Seite 28

Silbenrätsel

Bitte schreiben Sie die Lösungsworte auf die Zeilen über den Umschreibungen. Es dürfen nur die Silben aus dem folgenden Vorrat verwendet werden. Streichen Sie durch, welche Sie verbraucht haben. Am Ende sollte keine der Silben übrig bleiben.

AB – AKU – BANDS – BE – BO – BRIL – DIA – DIO
EL – FELL – GE – GE – GEN – HEIT – IM – KAR – KAS
LE – LE – LEN – LO – MEN – MUN – NEH – PUNK – SE
SUND – SYS – TEN – TEM – TES – TUR – VER – ZWERCH

——————————————————

1 Gelenk am Arm

——————————————————

2 Wohlergehen ohne Krankheit

——————————————————

3 Reduzieren des Körpergewichts

——————————————————

4 Sehhilfe für den Nahbereich

——————————————————

5 Behälter mit Erste-Hilfe-Ausrüstung

——————————————————

6 chinesische Heilmethode mit Nadeln

——————————————————

7 Facharzt für Herzkrankheiten

——————————————————

8 Zuckerkrankheit

——————————————————

9 Körperabwehrkräfte

——————————————————

10 Muskel, der Brust- und Bauchhöhle
    trennt

→ Lösungsheft Seite 29

Fachchinesisch lernen

Lernen Sie folgende Vokabeln aus dem medizinischen »Fachchinesisch«. Auf der nächsten Seite werden die Begriffe abgefragt.

1. Apraxie   Unfähigkeit, Handlungen richtig auszuführen

2. Varizen   Krampfadern

3. Sinusitis   Nasennebenhöhlenentzündung

4. Aphasie   Störung oder Verlust der Sprache

5. Koronararterien   Herzkranzgefäße

6. Agoraphobie   Angst vor der Außenwelt

7. Hypoglykämie   Unterzuckerung

* _ * _ * _ * _ * _ * _ * _ * _ * _ * _ * _ * _ * _ *

Fachbegriffe richtig schreiben

Prägen Sie sich die genaue Schreibweise der folgenden Begriffe ein. Auf der folgenden Seite sollen Sie erkennen, ob dieselben Wörter richtig geschrieben sind. Die Bedeutung der Begriffe ist für diese Aufgabe unerheblich. Sie finden sie aber dennoch bei den Lösungen.

1. Apoplex

2. Epilepsie

3. Hydrocephalus

4. Dermatologie

5. Hyposensibilisierung

6. Arteriosklerose

7. Kardiomyopathie

Fachchinesisch lernen

Auf der vorigen Seite haben Sie Vokabeln gelernt. Bitte kreuzen Sie mit diesem Wissen an, ob folgende Aussagen richtig oder falsch sind:

1. Aphasie ist die Unfähigkeit, Handlungen richtig auszuführen.
    richtig O falsch O

2. Der Fachbegriff für Überzuckerung ist Hypoglykämie.
    richtig O falsch O

3. Sinusitis ist eine Entzündung der Nebennierenrinde.
    richtig O falsch O

4. Agoraphobie bedeutet Angst vor der Außenwelt.
    richtig O falsch O

5. Varizen sind Herzkranzgefäße.
    richtig O falsch O

* _ * _ * _ * _ * _ * _ * _ * _ * _ * _ * _ * _ * _ * _ *

Fachbegriffe richtig schreiben

Auf der vorigen Seite haben Sie sich die richtige Schreibweise der folgenden Begriffe eingeprägt. Bitte kreuzen Sie nun an, welche der Begriffe richtig geschrieben sind und welche falsch.

Aboplex	richtig ☐	falsch ☐
Epilepsie	richtig ☐	falsch ☐
Hydrocefalus	richtig ☐	falsch ☐
Dermattologie	richtig ☐	falsch ☐
Hyposensibilierung	richtig ☐	falsch ☐
Arteriosklerose	richtig ☐	falsch ☐
Kardiomyopathie	richtig ☐	falsch ☐

→ Lösungsheft Seite 29

Angehängte Worte

Finden Sie jeweils ein Wort, das den folgenden Begriffen angehängt werden kann und mit jedem in der Reihe ein neues sinnvolles Wort ergibt.

	Hand-	Haut-	Nacht-	*Creme*
	Handcreme	*Hautcreme*	*Nachtcreme*	
1.	Ring-	Zeige-	Mittel-	
2.	Tisch-	Stuhl-	Hammel-	
3.	Argus-	Fett-	Würfel-	
4.	Löwen-	Sportler-	Lebkuchen-	
5.	Röhren-	Hunde-	Oberarm-	
6.	Engels-	Katzen-	See-	
7.	Kiefer-	Knie-	Fuß-	
8.	Haus-	Fach-	Kinder-	
9.	Leisten-	Stein-	Knochen-	
10.	Zahn-	Baum-	Kaiser-	
11.	Quark-	Zwiebel-	Waden-	
12.	Knie-	Band-	Dreh-	
13.	Schlaf-	Schmerz-	Kau-	
14.	Lese-	Sonnen-	Klo-	
15.	Ober-	Unter-	Tennis-	
16.	Milch-	Gold-	Schneide-	
17.	Stahl-	Finger-	Zehen-	

→ Lösungsheft Seite 30

Vorangestellte Worte

Finden Sie jeweils ein Organ des menschlichen Körpers, das den folgenden Begriffen vorangestellt werden kann und mit jedem in der Reihe ein neues sinnvolles Wort ergibt.

	Haar	-wurzel	-ansatz	-schnitt
		Haarwurzel	*Haaransatz*	*Haarschnitt*
1.	_____	-gewölbe	-sohle	-ball
2.	_____	-kammer	-schmerz	-blut
3.	_____	-bedeckung	-zerbrechen	-schmerz
4.	_____	-stern	-licht	-farbe
5.	_____	-gefäß	-zucker	-körperchen
6.	_____	-abdruck	-nagel	-hut
7.	_____	-bekenntnis	-rot	-stift
8.	_____	-panzer	-korb	-bein
9.	_____	-faser	-kater	-kraft
10.	_____	-umfang	-muskeln	-gefühl
11.	_____	-krone	-wurzel	-schmelz
12.	_____	-pflege	-bett	-feile
13.	_____	-geschwür	-bitter	-grube
14.	_____	-umdrehen	-schuh	-linien
15.	_____	-schmaus	-schützer	-schmalz
16.	_____	-creme	-kontakt	-ausschlag
17.	_____	-propaganda	-geruch	-raub
18.	_____	-gerüst	-bruch	-mark
19.	_____	-scheibe	-schoner	-fall

→ Lösungsheft Seite 30

Was passt nicht in diese Reihe?

Streichen Sie in jeder Zeile das Wort durch, das nicht in die Reihe der übrigen passt. Welche Gemeinsamkeit verbindet die übrigen?

1.   Schweiß – Tränen – Lymphe – Milz

2.   Haut – Knochen – Nägel – Zähne

3.   Auge – Ohr – Nase – Hand

4.   Sehen – Riechen – Ohr – Schmecken

5.   Magen – Dünndarm – Dickdarm – Blase

6.   Hammer – Amboss – Steigbügel – Sattel

7.   Adrenalin – Insulin – Vitamin – Dopamin

8.   Haut – Muskeln – Nägel – Haare

9.   Mund – Magen – Darm – Herz

10. Zunge – Kiefer – Schädel – Elle

11. Knochen – Ohr – Muskeln – Sehnen

12. Zunge – Zähne – Gaumen – Speiseröhre

13. Venen – Arterien – Nerven – Aorta

14. Arthrose – Arthritis – Arthralgie – Artistik

15. Osteopathie – Orthopädie – Ornithologie – Onkologie

16. Psychiater – Pschyrembel – Psychologe – Psychotherapeut

→ Lösungsheft Seite 30

Wörter verbinden

Bitte verbinden Sie die Wörter der linken Spalte mit denen der rechten so, dass sich sinnvolle Worte ergeben. Jedes Wort soll nur einmal verwendet werden.

Beispiel: 1. Knie g) Fall = *Kniefall*

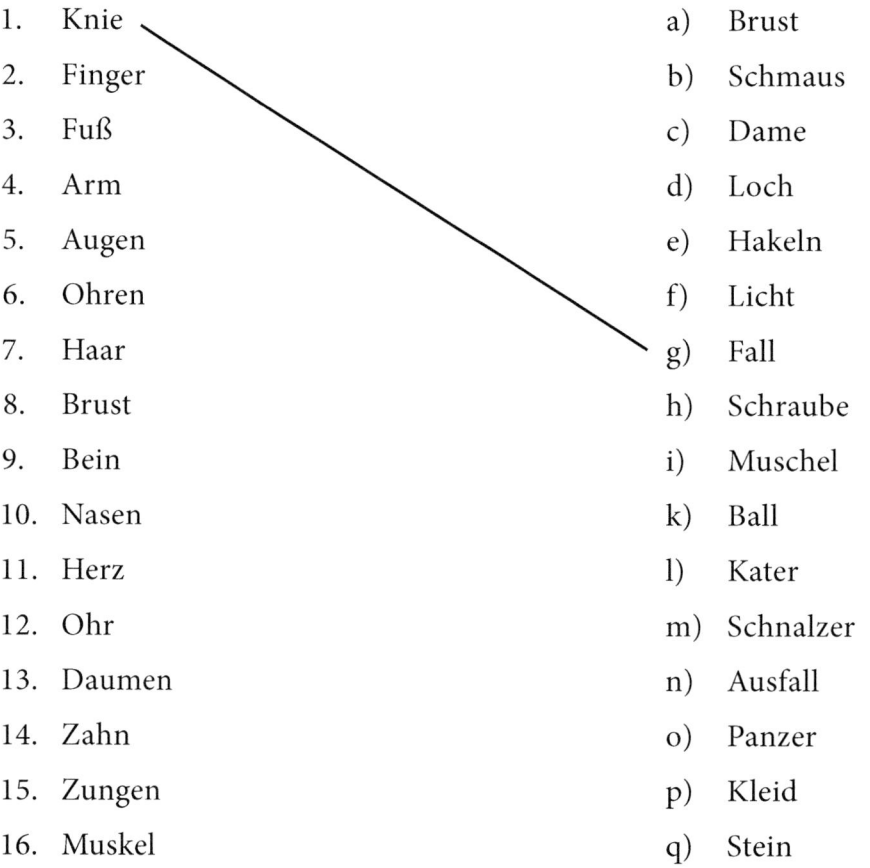

1.	Knie	a)	Brust
2.	Finger	b)	Schmaus
3.	Fuß	c)	Dame
4.	Arm	d)	Loch
5.	Augen	e)	Hakeln
6.	Ohren	f)	Licht
7.	Haar	g)	Fall
8.	Brust	h)	Schraube
9.	Bein	i)	Muschel
10.	Nasen	k)	Ball
11.	Herz	l)	Kater
12.	Ohr	m)	Schnalzer
13.	Daumen	n)	Ausfall
14.	Zahn	o)	Panzer
15.	Zungen	p)	Kleid
16.	Muskel	q)	Stein

→ Lösungsheft Seite 31

Brückenrätsel

Finden Sie jeweils ein Wort, das dem ersten angehängt, dem zweiten vorangestellt werden kann.

	Waden		Rock
	Wadenwickel	*Wickel*	*Wickelrock*
1.	Zahn	_____	Bruch
2.	Finger	_____	Feile
3.	Muskel	_____	Anstrengung
4.	Knochen	_____	Rechnung
5.	Fach	_____	Praxis
6.	Schleim	_____	Ausschlag
7.	Bruder	_____	Frequenz
8.	Knie	_____	Kapsel
9.	Zahn	_____	Tuch
10.	Nasen	_____	Freiheit
11.	Puls	_____	Ader
12.	Ohr	_____	Fortsatz
13.	Hasen	_____	Pilz
14.	Lampen	_____	Thermometer
15.	Schmerz	_____	Schachtel
16.	Körper	_____	Dienst
17.	Herz	_____	Druck
18.	Gold	_____	Fleisch
19.	Nacht	_____	Tablette

→ Lösungsheft Seite 31

Zum Schmunzeln

»Na, dein Husten hört sich ja schon viel besser an.«
»Kein Wunder, ich übe ja auch Tag und Nacht!«

Arzt: »Herr Müller, sind Sie verheiratet?« Herr Müller:
»Ja, aber die Verletzungen stammen von meinem Autounfall.«

Wald

Waldsonntage

Herbstsonntage verbrachten wir mit unseren Eltern im Wald. Es war aufregend, die Wege zu verlassen und querfeldein zu wandern. Das Laub raschelte, wenn wir es mit unseren Füßen durchpflügten, und wir mussten achtgeben, dass wir nicht in eine verborgene Kuhle traten oder uns ein Ast ins Gesicht schnellte.

Wir sammelten Pilze. In unseren Wäldern wuchsen Schirmpilze, die wir schon als Kinder gut erkennen konnten an ihrem ausladenden weißen Hut mit den braunen Schüppchen darauf und vor allem am charakteristisch nussigen Geruch. Sobald wir einen fanden, riefen wir unsere Eltern herbei. Wenn er »echt« war, lösten sie ihn mit einem Messerchen vom Waldboden und legten ihn in den Korb, der mit einem Geschirrtuch ausgelegt war. Auch Pfifferlinge fanden wir, und wer besonderes Glück hatte, entdeckte einen Steinpilz. Zwischendurch machten wir Rast und aßen das mitgebrachte Vesper aus dem Rucksack. Wenn die Sammelleidenschaft bei uns Kindern erlahmte, bauten mein Bruder und ich uns im Unterholz Lager. Abends beim Nachhausekommen rochen wir nach Wald, hatten Harz an den Hosen und Moos in den Haaren. Diese Sonntage bleiben uns als glückliche Kindheitserinnerungen.

Sie sind gefragt!

▷ Welche Rolle spielt der Wald in Ihrem Leben?

▷ Was bedeutet Ihnen die Natur?

▷ Halten Sie sich gern in Wäldern auf?

▷ Sind Sie früher wandern gegangen? Wo?

▷ Welche Wälder kennen Sie? Welche sind Ihnen die liebsten?

▷ Können Sie Bäume bestimmen?

▷ Haben Sie einen bestimmten Lieblingsbaum?

▷ Kennen Sie sich mit dem Pilzesammeln aus?

▷ Worauf sollte man dabei achten?

▷ Welche Beeren oder andere Früchte sammeln Sie im Wald gern?

▷ Haben Sie früher Brennholz, Eicheln oder Bucheckern gesammelt?

▷ Für welche Zwecke?

▷ Haben Sie als Kind im Wald gespielt?

▷ Wohnten Sie in der Nähe eines Waldes?

▷ Erinnern Sie sich an eine außergewöhnliche Situation im Wald?

▷ Haben Sie sich einmal im Wald verirrt?

▷ Haben Sie einmal eine Schutzhütte aufgesucht?

▷ Können Sie Vogelstimmen zuordnen?

▷ Sind Sie oder jemand aus Ihrer Familie zur Jagd gegangen?

Bäume von A–Z

Gesucht werden Bäume von A wie Ahorn bis Z wie Zeder. Bitte schreiben Sie zu den folgenden Buchstaben des Alphabets mindestens einen Baum auf.

A _____

B _____

D _____

E _____

F _____

G _____

H _____

I _____

J _____

K _____

L _____

M _____

N _____

O _____

P _____

R _____

S _____

T _____

U _____

V _____

W _____

Z _____

→ Lösungsheft Seite 31

Wald-Quiz

Bitte kreuzen Sie die jeweils richtige der drei Aussagen an.

1. Welcher Baum trägt gefiederte Blätter?
    a) die Linde
    b) die Buche
    c) die Esche

2. Was sind Eiben?
    a) Eiben sind Laubbäume.
    b) Eiben sind Nadelbäume.
    c) Eiben sind Zimmerpflanzen.

3. Wie nennt man eine baumfreie oder -arme Fläche im Wald?
    a) Lichtung
    b) Schonung
    c) Unterholz

4. Wie sieht das Blatt des Ginkgobaumes aus?
    a) tropfenförmig
    b) fächerförmig, in der Mitte eingekerbt
    c) kreisrund

5. Was bedeutet »Grüne Lunge«?
    a) Beatmungsgerät für Komapatienten
    b) krankhafter Befund der Lunge
    c) innerstädtische Wald- und Parkflächen

6. Wölfe
    a) kommen nur im Märchen vor
    b) leben etwa seit dem Jahr 2000 wieder in deutschen Wäldern
    c) sind entgegen ihrem Ruf als Raubtiere reine Pflanzenfresser

7. Was bedeutet »pfropfen«?
    a) einen Baum veredeln, indem ein fremder Ast aufgesetzt wird
    b) einen Baumstumpf mit Beton ausgießen
    c) eine abgesägte Stelle mit Wachs verschließen

8. Wo liegt die Baumgrenze in den deutschen Alpen?
    a) bei 950 m
    b) bei 1.800 m
    c) bei 2.700 m

9. Was sind Misteln?

a) Sträucher mit hitzeempfindlichen kleinen gelben Blüten

b) bogenförmige Geräte zum Schneiden von hohem Gras

c) immergrüne Halbschmarotzer auf Laubhölzern

10. Wie heißen die größten Bäume der Erde?

a) Riesenmammutbäume

b) Gigantoplatanen

c) Monumentaleichen

11. Borkenkäfer

a) setzen sich in dicken Trauben auf der Rinde von Bäumen fest

b) schaden dem Baum durch Gangsysteme, die sie ins Holz fressen

c) werden in der vegetarischen Küche als Eiweißlieferanten verwendet

12. Der Kuckuck

a) beherbergt die Brut anderer Vögel in seinem Nest

b) hat in etwa die Größe eines Spatzen

c) ist ein Zugvogel, er überwintert in Afrika

13. Was ist eine Baumschule?

a) Schule, in der Kinder ausschließlich im Wald unterrichtet werden

b) Lehrgang zur Baumkunde innerhalb des Forstwirtschafts-Studiums

c) erwerbsmäßig bewirtschaftete Anbauflächen für Bäume

14. Was ist eine Schonung?

a) Bestand von jungen Bäumen, die vor Wildschäden geschützt werden

b) Zeit innerhalb des Jahres, in der nicht gejagt werden darf

c) baumfreie Fläche im Wald

15. Zecken

a) befallen nur Hunde und Füchse

b) können Krankheiten, z. B. Borreliose, übertragen

c) injizieren ihr Gift durch einen Stachel am Hinterteil

16. Was ist Bonsai?

a) Gartenkunst, bei der Bäume im Wuchs begrenzt werden

b) durch Kreuzung erzielte Kleinwüchsigkeit bei Pflanzen

c) durch genetischen Defekt verkrüppelte Bäume

→ Lösungsheft Seite 32

Buchstabentausch

Erkennen Sie die Wörter zum Thema Wald? Bitte bringen Sie die Buchstaben in die richtige Reihenfolge.

1. ZILP   _____

2. ELEU   _____

3. REDE   _____

4. LUBA   _____

5. ZUKA   _____

6. ZIGWE   _____

7. SOMO   _____

8. KIRBE   _____

9. SCHIRH   _____

10. GERWZ   _____

11. REIGIS   _____

12. NEDLAN   _____

13. TENAN   _____

14. EILECH   _____

15. ZEPFAN   _____

16. REIFEK   _____

17. MEIASE   _____

18. DICHTICK   _____

19. WILDTUNGLACH   _____

20. HAXENHESU   _____

→ Lösungsheft Seite 33

Buchstabenquadrat Tiere des Waldes

In diesen Buchstaben sind die untenstehenden Tiere des Waldes versteckt. Sie finden sie waagrecht, senkrecht und diagonal, vorwärts und rückwärts geschrieben.

A	S	F	E	Z	R	T	U	K	L	U	T	W	O	L	F
B	R	E	H	E	A	H	L	E	H	C	I	E	T	E	R
N	M	I	K	C	D	L	O	U	P	Ö	K	M	I	H	E
W	E	T	R	K	W	A	Z	E	L	U	E	N	K	C	I
A	I	S	T	E	R	H	C	R	E	T	H	G	L	I	C
L	F	L	U	C	H	S	C	H	B	C	A	R	O	E	H
D	U	E	D	S	D	R	V	I	S	R	T	Ü	M	L	H
K	K	R	A	S	C	H	F	R	O	S	C	H	Ä	H	Ö
A	Ö	G	T	E	C	R	I	U	S	T	D	U	R	C	R
U	R	N	O	G	E	H	G	N	J	H	F	B	G	S	N
Z	T	E	B	N	A	S	W	E	R	S	C	H	B	D	C
E	E	S	N	V	R	S	P	E	C	H	T	U	N	N	H
R	A	I	W	E	A	F	B	E	I	R	T	A	F	I	E
T	P	E	U	R	S	D	U	R	M	N	A	T	E	L	N
S	S	M	H	R	E	F	Ä	K	N	E	K	R	O	B	O
W	E	A	R	T	N	M	U	L	Ä	R	G	N	I	H	K

Wildschwein, Hirsch, Waldkauz, Blindschleiche, Eichelhäher, Dachs, Zecke, Reh, Frosch, Borkenkäfer, Specht, Eule, Uhu, Spinne, Fuchs, Ameise, Wolf, Eichhörnchen, Luchs

→ Lösungsheft Seite 33

Kreuzworträtsel Wald

Waagrecht

1 Waldbodenpflanze
2 dt. bewaldetes Mittelgebirge
3 oberer Teil des Baumes
4 kleines Waldmärchenwesen
5 Früchte des Schlehdorns
6 Gebiet eines Jägers
7 Stelle, an der ein Ast
   abzweigt
8 wechselseitige Gabe
9 Ruf des Hirschs
10 Wild-Fütterungsstelle
11 giftiger Pilz mit roter Kappe
12 Odem
13 Reh-Junges
14 Blütenstände der
   Nadelbäume
15 Turnstange
16 Fleisch von Waldtieren
17 Baumteil in der Erde
18 Wildschwein-Junges

Senkrecht

1 brüchig, verrottet (Holz)
2 hämmernder Waldvogel

4 kleine Äste (Mz.)
5 Notbehausung für Wanderer
13 Stromleitungsschlauch
15 rundgebogenes Metall
19 ein Singvogel
20 Teich
21 giftige schwarze Beeren
   (Belladonna)
22 scheues Waldtier
24 Paarungszeit der Hirsche
25 größte Eulenart
26 Eule
27 Waldtiere
28 schmaler ausgetretener
   Waldweg
29 nach Verrottetem riechend
30 nicht kompliziert
31 Rinde
32 Flachland
33 nachtaktive Waldvögel
34 im Querschnitt sichtbare
   Baumwuchsschichten
35 Waidmann
36 ein Nadelbaum
37 blutsaugende Milben (Mz.)

→ Lösungsheft Seite 33

Sprichwörter und Redensarten

Bei den folgenden Sprichwörtern und Redensarten rund um Wald und Holz haben sich Fehler eingeschlichen. Wie lauten sie richtig?

1. den Baum vor lauter Ästen nicht sehen

   _____

2. Wie man aus dem Wald herauspfeift, so hallt es zurück.

   _____

3. Einen jungen Baum umtanzt man nicht.

   _____

4. zwischen Ast und Rinde sitzen

   _____

5. Ich könnte heute Stämme ausreißen.

   _____

6. auf keinen braunen Ast kommen

   _____

7. Das bringt mich auf die Eiche.

   _____

8. Der Pfirsich fällt nicht weit vom Ast.

   _____

9. Schlage nicht am Stamm, in den du ritzt.

   _____

10. den Fuchs zum Tragen jagen

    _____

11. dünne Bretter hobeln

    _____

12. einen Schrein im Bett haben

    _____

→ Lösungsheft Seite 34

Bäume in Buchstabenreihen

In diesen Buchstabenreihen sind 20 Bäume versteckt. Bitte finden Sie sie so schnell wie möglich und markieren Sie sie.

1. slfkingbiklsikdnasikdngmcnirkibirkelfmksnungolaspöeristreop

2. dnungkialspercnihduekigopöaeimaskfohleriokdpeichesplartina

3. rahomsldpsahornuiklaperunhtrmnihdungloaspäsrtiugnomaweo

4. gungjhikolpasfgtungkizederimkolrpertungkiotannemuinfhcunz

5. erntumiklpasfungjikalfnfikloasgunkderikmnihdungloaspäsrtiug

6. runhkiobuchepdalseigkombpoftunghärtoaskolpaschikolpaswert

7. mikastropasfukopwetufungderungfichtekolpöstarefingkiefertun

8. thdnukiolpaschikolpasterwesungkirerschwartbundgiklopasterfu

9. rtnumikolpäschtirweidemterimungkolastredafrundignuimetrung

10. koplaschtzunmeibeklopereikbelsabiereiklopüserwaterpalmertire

11. rumpimirtaruntipilmarunsaferpinielaskuratumirnpirienaklinedar

12. klimadseilindewerotpasminrareatunfgungkilomandierotungsalin

13. erschinmungoptöldirkandieratuminderoklpastresazungdertupürt

14. pesidanmeschertungkilimarundikapitlopastrudepappelmunteder

15. rungterwesungkirerschwartbundulmeiklpasfungjikalfnfikloasru

16. treflopereikbelsabiereifliederopüserwaungoptöldirkanderlemerl

17. kingbiklsikdnasikdngmocknieroklpastresazungdertutungkoplas

18. ruchdunbglärchelerischasutrpürolkumkastanielarungkiroptastru

→ Lösungsheft Seite 34

Brückenrätsel

Finden Sie jeweils ein Wort, das dem ersten Wort angehängt, dem zweiten vorangestellt werden kann.

	Baum	_____ *Wurzel* _____	Gemüse
	Baumwurzel		*Wurzelgemüse*

1. Regen _____ Lichtung

2. Nadel _____ Bestand

3. Kiesel _____ Pilz

4. Baum _____ Baum

5. Blätter _____ First

6. Kamin _____ Kohle

7. Wald _____ Beschaffenheit

8. Brombeer _____ Rose

9. Motor _____ Blatt

10. Rot _____ Geweih

11. Nebel _____ Eule

12. Laub _____ Arbeiter

13. Forst _____ Tür

14. Jagd _____ Förster

15. Schwarz _____ Schwein

16. Wald _____ Stiftung

→ Lösungsheft Seite 35

Jägerlatein

Unter Jägerlatein versteht man im eigentlichen Sinne Übertreibungen in den Erzählungen von Jägern über ihre Jagderfolge, ähnlich wie bei den Seeleuten das sogenannte Seemannsgarn. Hier lernen Sie unter dieser Überschrift einige lateinische Vokabeln zu Begriffen aus dem Wald. Prägen Sie sich diese gut ein. Auf der nächsten Seite finden Sie Fragen dazu. Lesen Sie diese bitte erst, wenn Sie die Vokabeln gelernt haben.

1. Rotfuchs   Vulpes vulpes

2. Wolf   Canis lupus

3. Hirsch   Cervus

4. Eiche   Quercus

5. Tanne   Abies

* _ * _ * _ * _ * _ * _ * _ * _ * _ * _ * _ * _ *

Wort für Wort

Bitte prägen Sie sich folgende zwölf Begriffe ein, indem Sie sie vor Ihrem inneren Auge bildhaft miteinander verknüpfen. Auf der nächsten Seite notieren Sie bitte die Begriffe, die Sie sich gemerkt haben.

Baum	Wiese	Kind	Auto
Hexe	Reh	Schuh	Kerze
Frosch	Garage	Brot	See

Jägerlatein

Sind folgende Vokabeln richtig in Zuordnung und Schreibweise?
Bitte kreuzen Sie an.

		richtig	falsch
Tanne	Abies		
Rotfuchs	Vulpes lupus		
Hirsch	Quercus		
Eiche	Cervus		
Wolf	Canis lupus		

Lösungsheft Seite

* - * - * - * - * - * - * - * - * - * - * - * - * - *

Wort für Wort

Bitte notieren Sie hier die Begriffe, die Sie sich gemerkt haben. Wenn
Sie fertig sind, vergleichen Sie zur Kontrolle Ihre Begriffe mit denen
auf der vorigen Seite.

_____ _____ _____ _____

_____ _____ _____ _____

_____ _____ _____ _____

→ Lösungsheft Seite 35

Tannenzapfen zählen

Bitte zählen Sie, wie oft die Zahlenkombination 157 in diagonaler Anordnung in dieser Tanne enthalten ist.

```
                        5
                      4 6 8
                      1 5 9
                    5 4 1 8 4
                  7 3 5 9 5 5 3
                2 5 4 6 3 8 7 2 9
              1 7   2 1 7 1 5   3 5
            5     1 5 8 9 3 4 8       1
                5 7 6 3 1 2 9 1 7
              6 2 4 5 2 8 0 5 6 3 4
            8 7 9 7 4 5 7 7 1 0 9 6 5
          7 5   1 2 3 7 8 9 2 3 4   1 7
              1 4 5 2 0 1 5 8 2
            3 2 8 6 3 1 5 4 9 3 5
          7 5 4 9 1 5 9 8 0 2 4 6 7
        6 8 9 5 6 7 6 2 4 9 3 5 8 3 9
      8 5 4 3 1 3 5 4 1 3 8 5 2 5 4 3 1
    3 7 6 8 7 6 1 9 7 5 6 9 0 6 7 1 2 6 8
  7 5 2 3   4 5 4 3 2 1 7 2 4 9 7 5   5 7 5
  4 8     3 7 8 9 5 4 9 8 4 7 0 1 9     2 3
5 1     5 2 3 4 7 1 6 2 3 0 3 5 8 2 0       7 1
      7 3 1 9 8 3 4 5 6 7 5 4 2 7 1 4 1
    6 4 8 7         4 7 9         3 5 9 5
3 2 5 9 0           1 3 0           3 7 9 7 4
```

→ Lösungsheft Seite 36

Angehängte Worte

Finden Sie jeweils ein Wort, das den folgenden Begriffen angehängt werden kann und mit jedem in der Reihe ein neues sinnvolles Wort ergibt.

Öl-	Ein-	Grenz-	Schlag-	_Baum_
Ölbaum	_Einbaum_	_Grenzbaum_	_Schlagbaum_	

1.	Borken-	Mai-	Mist-	Marien-	_____
2.	Tannen-	Fichten-	Näh-	Strick-	_____
3.	Herbst-	Laub-	Misch-	Nadel-	_____
4.	Laub-	Nadel-	Tannen-	Richt-	_____
5.	Butter-	Fliegen-	Schirm-	Fuß-	_____
6.	Eichen-	Sandel-	Brenn-	Kamin-	_____
7.	Schleier-	Schnee-	Nacht-	Waldohr-	_____
8.	Regen-	Birken-	Märchen-	Ur-	_____
9.	Baum-	Königs-	Gold-	Zahn-	_____
10.	Forst-	Wander-	Kies-	Wald-	_____
11.	Tannen-	Fichten-	Kiefern-	Lärchen-	_____
12.	Blüten-	Birken-	Rosen-	Feigen-	_____
13.	Mai-	Stamm-	Mammut-	Weihnachts-	_____
14.	Sing-	Wald-	Zug-	See-	_____
15.	Wald-	Tannen-	Blüten-	Bienen-	_____
16.	Zauber-	Schwarz-	Au-	Bann-	_____

→ Lösungsheft Seite 37

Alle neune!

Bilden Sie aus den Buchstaben in diesem Quadrat Wörter. Finden Sie eines, das alle neun Buchstaben enthält?

L	D	A
N	D	E
O	W	B

Zusammengesetzte Worte

Finden Sie Wörter, die mit folgenden Worten beginnen, wie z. B. Wald*weg*.

Wald _____   Baum _____
Wald _____   Baum _____
Wald _____   Baum _____
Wald _____   Baum _____
Wald _____   Baum _____
Wald _____   Baum _____

Wortschatzübung

Finden Sie möglichst viele Eigenschaftswörter, die mit »Wald« in Verbindung gebracht werden können.

*tief*_____

_____

_____

_____

→ Lösungsheft Seite 37

Merkbild Wald

Bitte prägen Sie sich diese Bilder möglichst gut ein. Auf der nächsten Seite finden Sie Fragen dazu, die sie aus der Erinnerung beantworten sollen.

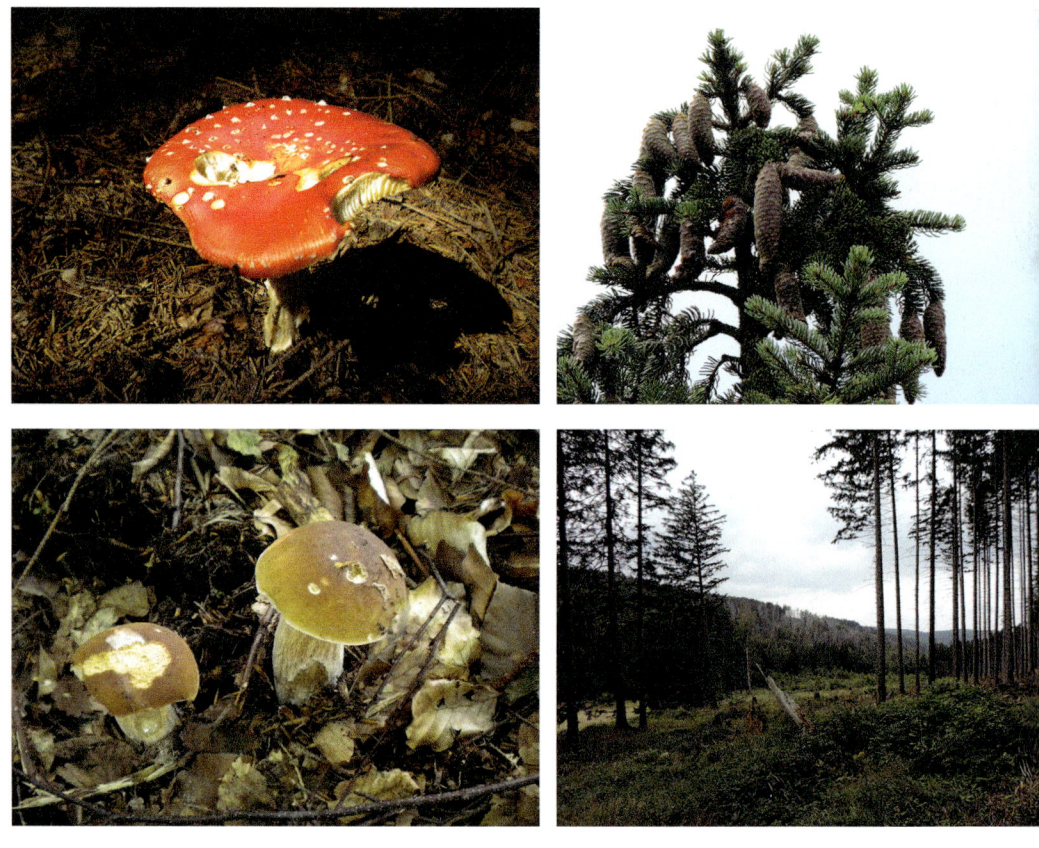

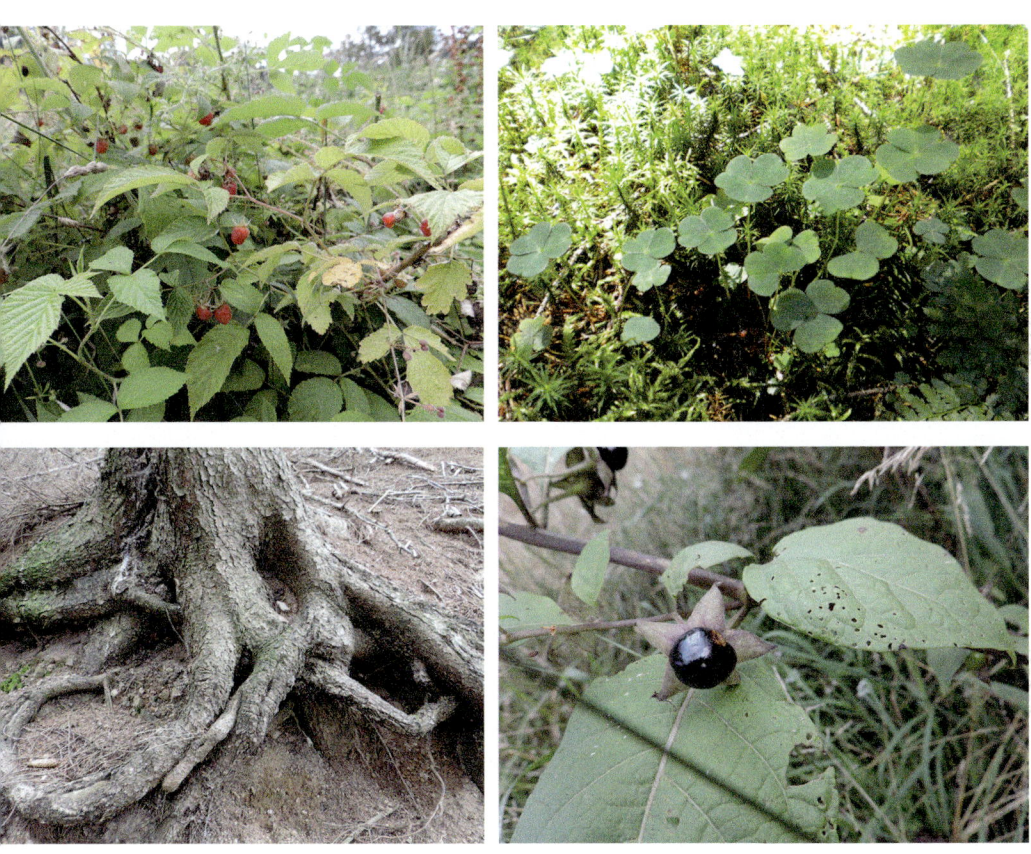

Fragen zum Merkbild Wald

Sie haben sich die Bildcollage auf der vorigen Seite eingeprägt. Beantworten Sie nun bitte folgende Fragen aus dem Gedächtnis.

1. Auf wie vielen Bildern sind Bäume oder Baumteile zu sehen?

    _____

2. Welche Früchte sind abgebildet?

    _____

3. Welche der gezeigten Pflanzen sind giftig?

    _____

4. Wo auf der Seite ist der Fliegenpilz platziert?

    _____

5. Welches Bild befindet sich ganz rechts unten?

    _____

* _ * _ * _ * _ * _ * _ * _ * _ * _ * _ * _ * _ *

Zum Knobeln

Wie viele Worte fallen Ihnen ein, in denen zwei *ü* vorkommen?

_____

_____

_____

_____

→ Lösungsheft Seite 38

Den Wald vor lauter Bäumen ...

Sehen Sie den Wald vor lauter Bäumen nicht? Bitte finden Sie so schnell wie möglich heraus, wie oft das Wort Wald in diesem Baum versteckt ist.

```
                    B A U M
                 B A U M B A U M
              B A U M B A U M B A U M
           B A U M B A U M B A U M B A
        B A U M B A U M B A U M B A U M B A
           B A U M B A U M B A U M B A U M
        B A U M B A U M W A L D B A U M B A
     B A U M B A U M B A U M B A U M B A U M
        B A U M B A U M B A U M B A U M B A
     B A U M B A U M B A U M B A U M B A U M
        B A U M B A U M B A U M W A L D B A
     B A U M W A L D B A U M B A U M B A
           B A U M B A U M B A U M B A
              B A U M B A U M B A U M
              B A U M B A U M B A
                    B A U M
                    B A U M
                    B A U M
                    B A U M
                    B A U M
                    B A U M
                    B A U M
                    B A U M
                    B A U M
                 B A U M B A U M
              B A U M W A L D B A U M
```

→ Lösungsheft Seite 39

Vorangestellte Worte

Finden Sie jeweils ein Wort, das den folgenden Begriffen vorangestellt werden kann und mit jedem in der Reihe ein neues sinnvolles Wort ergibt.

	-krone	-haus	-stamm	-wurzel
Baum	*Baumkrone*	*Baumhaus*	*Baumstamm*	*Baumwurzel*

1. _____ -ballen	-stock	-gemüse	-behandlung
2. _____ -wurm	-brett	-fäller	-verarbeitung
3. _____ -dach	-teig	-pilz	-rauschen
4. _____ -lauf	-boden	-weg	-lichtung
5. _____ -haus	-amt	-recht	-wirtschaft
6. _____ -baum	-wald	-rechen	-säge
7. _____ -nessel	-holz	-eisen	-stab
8. _____ -grün	-zapfen	-nadel	-wald
9. _____ -baum	-käfer	-nacht	-grün
10. _____ -neid	-haus	-mittel	-hexe
11. _____ -honig	-tiere	-sterben	-hexe
12. _____ -augen	-kitz	-keule	-gehege
13. _____ -schnitt	-schule	-wolle	-bestand
14. _____ -straße	-haufen	-säure	-königin
15. _____ -wald	-gestein	-knall	-einwohner
16. _____ -ei	-kind	-nest	-uhr

→ Lösungsheft Seite 40

Silbenrätsel

Bitte schreiben Sie die dreisilbigen Lösungsworte auf die Zeilen über den Umschreibungen. Es dürfen nur die Silben aus dem folgenden Vorrat verwendet werden. Streichen Sie durch, welche Sie verbraucht haben. Am Ende sollte keine der Silben übrig bleiben.

AD – BLIND – CHE – CHLO – CKUCKS – DICH – FER – FER

FORST – GER – HIRSCH – HORST – JÄ – KÄ – KU – LER

LING – PHYLL – PFAD – PFIF – RO – SCHAFT – SCHLEI

STAND – TRIMM – UHR – WERK – WIRT – WUR – ZEL

_____

1 Waldinsekt mit geweihförmigen
  Kieferwerkzeugen

_____

2 Nest eines Greifvogels

_____

3 Waldweg zur sportlichen Betätigung

_____

4 schlangenartiges Waldreptil

_____

5 Traditionsgegenstand aus dem
  Schwarzwald

_____

6 Gesamtheit der Wurzeln einer Pflanze

_____

7 schmackhafter Pilz

_____

8 Hochsitz am Waldrand

_____

9 Blattgrün der Pflanzen

_____

10 planmäßige Nutzung und Erhaltung
   des Waldes

→ Lösungsheft Seite 40

Abschied

O Täler weit, o Höhen,
O schöner, grüner Wald,
Du meiner Lust und Wehen
Andächtger Aufenthalt!
Da draußen, stets betrogen,
Saust die geschäftge Welt,
Schlag noch einmal die Bogen
Um mich, du grünes Zelt!

Wenn es beginnt zu tagen,
Die Erde dampft und blinkt,
Die Vögel lustig schlagen,
Dass dir dein Herz erklingt:
Da mag vergehn, verwehen
Das trübe Erdenleid,
Da sollst du auferstehen
In junger Herrlichkeit!

Da steht im Wald geschrieben
Ein stilles, ernstes Wort
Von rechtem Tun und Lieben,
Und was des Menschen Hort.
Ich habe treu gelesen
Die Worte, schlicht und wahr,
Und durch mein ganzes Wesen
Wards unaussprechlich klar.

Bald werd ich dich verlassen,
Fremd in der Fremde gehn,
Auf buntbewegten Gassen
Des Lebens Schauspiel sehn;
Und mitten in dem Leben
Wird deines Ernsts Gewalt
Mich Einsamen erheben,
So wird mein Herz nicht alt.

Joseph Freiherr von Eichendorff

Wasser

Das Wassertröpflein

Tröpflein muss zur Erde fallen,
muss das zarte Blümchen netzen,
muss mit Quellen weiter wallen,
muss das Fischlein auch ergötzen,
muss im Bach die Mühle schlagen,
muss im Strom die Schiffe tragen.
Und wo wären denn die Meere,
wenn nicht erst das Tröpflein wäre.
Johann Wolfgang von Goethe

Sie sind gefragt!

▷   Sind sie eine »Wasserratte« oder eher »wasserscheu«?

▷   Können Sie schwimmen?

▷   Wann, wo und wie haben Sie es gelernt?

▷   Sind Sie regelmäßig geschwommen?

▷   Besuchen oder besuchten Sie gern Sauna oder Thermalbad?

▷   Woher hatten Sie als Kind das Trinkwasser?

▷   Wurde es aus dem Wasserhahn getrunken oder gekauft?

▷   Trinken Sie heute auch Wasser oder nur andere Getränke?

▷   Wie viel trinken Sie in etwa täglich?

▷   Woher nahmen Sie Wasser zum Blumengießen in Haus oder Garten?

▷   Haben Sie Wasser in einer Regentonne gesammelt?

▷   Hatten Sie einen Brunnen?

▷   Haben Sie früher Wassersport betrieben?

▷   Haben Sie am Wasser gelebt, oder sind Sie gern ans Wasser (Meer, Seen) in Urlaub gefahren?

▷   Haben Sie Schiffsreisen unternommen?

▷   Waren Sie jemals von Hochwasser persönlich betroffen?

▷   Haben Sie einmal einen Wasserrohrbruch erlebt?

▷   Achten Sie auf sparsamen Wasserverbrauch?

▷   Was kann jeder zur Reinhaltung der Gewässer beitragen?

▷   Wird genug für die Seenotrettung getan?

Wasser von A–Z

Gesucht werden Wasseransammlungen und -behältnisse von A wie Abflussrohr über S wie See bis Z wie Zisterne. Bitte schreiben Sie zu den folgenden Buchstaben des Alphabets mindestens einen Begriff auf.

A _____

B _____

D _____

E _____

F _____

G _____

H _____

I _____

J _____

K _____

L _____

M _____

N _____

O _____

P _____

Q _____

R _____

S _____

T _____

U _____

V _____

W _____

Z _____

→ Lösungsheft Seite 40

Quiz rund ums Thema Wasser

Kreuzen Sie die jeweils richtige Antwort an.

1. Wie hoch ist der durchschnittliche tägliche Wasserverbrauch der Deutschen?
   a) 23 Liter
   b) 86 Liter
   c) 127 Liter

2. Wofür verwenden wir im Privatbereich das meiste Wasser?
   a) für Körperpflege und Toilette
   b) zum Trinken und Kochen
   c) zum Waschen der Autos

3. Zu wie viel Prozent besteht der menschliche Körper aus Wasser?
   a) zu ca. 15 %
   b) zu ca. 70 %
   c) zu ca. 95 %

4. Wie viel Prozent der Erdoberfläche sind von Wasser bedeckt?
   a) ungefähr 40 %
   b) ungefähr 60 %
   c) ungefähr 70 %

5. Welche Aussage ist richtig?
   a) Wasser verdunstet ab 100° Celsius.
   b) Der Gefrierpunkt von Wasser liegt bei 0° Celsius.
   c) Wasser kann in kalten Wintern bereits bei 2° Celsius gefrieren.

6. Was ist die »Kieler Woche«?
   a) jährlich stattfindende Segelregatta
   b) jährlicher Weihnachtsmarkt in Kiel
   c) jährlich stattfindender Wettbewerb im Räuchern von Kieler Sprotten

7. Welcher ist der größte deutsche Binnenhafen?
   a) Hamburg
   b) Bremen
   c) Duisburg

8. Wie heißt der größte See Deutschlands?
   a) Starnberger See
   b) Bodensee
   c) Tegernsee

9. Wo verläuft der Nord-Ostsee-Kanal?
    a) zwischen Brunsbüttel und Kiel
    b) zwischen Cuxhaven und Flensburg
    c) zwischen Bremerhaven und Hamburg

10. Was ist eine Fischtreppe?
    a) wasserbauliche Umgehung von Hindernissen, die Fischen die Wanderung ermöglicht
    b) umgangssprachliche Bezeichnung für den Treppenaufgang zur Fischbrücke in Venedig
    c) Form der Auslage von Fischen auf dem Hamburger Fischmarkt

11. Was versteht man unter einer Hallig?
    a) Schiffsreparaturhalle auf einer Werft
    b) Vogelschutzgebiet im Wattenmeer
    c) kleine Insel vor der Küste, die bei Sturmfluten überschwemmt werden kann

12. Wozu dient ein Wasserturm?
    a) zur Speicherung von aufbereitetem Wasser
    b) zu Ausbildungszwecken von Rettungstauchern
    c) zur Beobachtung und Nachzüchtung aussterbender Fischarten

13. Was ist eine Wasserweihe?
    a) Schiffstaufe
    b) liturgische Handlung in der katholischen Kirche
    c) Überprüfung der Wasserreinheit durch das Wasserwirtschaftsamt

14. Worüber macht die Wasserhärte eine Aussage?
    a) über die Menge der gelösten Stoffe im Wasser, die zu Kalkbildung führen
    b) über den Eisengehalt des Wassers
    c) über den Chlorgehalt des Wassers in Schwimmbädern

15. Wie heißen die wechselnden Abschnitte der Gezeiten?
    a) Steuerbord und Backbord
    b) Luv und Lee
    c) Ebbe und Flut

16. Wie heißt der römische Gott des Wassers, der oft mit einem Dreizack dargestellt wird?
    a) Zeus
    b) Neptun
    c) Hades

→ Lösungsheft Seite 40

Redewendungen

1. raffiniert sein, für alles eine Lösung wissen

    mit allen _____

2. Ich weiß keinen Ausweg mehr.

    Mir steht _____

3. jemandem ebenbürtig sein

    jemandem _____

4. Jemand, der schnell weint,

    hat _____ *am* _____

5. Der Plan ist nichts geworden.

    Der Plan ist _____

6. wenn es noch lang dauern wird, bis ein Ereignis eintritt

    Da fließt _____

7. Wenn ich etwas Leckeres sehe,

    da _____ *mir* _____

8. bitterlich weinen

    _____ *und Wasser* _____

9. Jemand sieht naiv aus,

    als könne sie _____

10. Wenn mich etwas in meiner Meinung bestätigt, ist das

    Wasser auf _____

11. gerade genug zum Leben haben

    sich über _____

12. jemandem die Existenzgrundlage nehmen oder ihm schaden

    jemandem das _____

13. Vor Anstrengung, besonders aber aus Angst oder Sorge könnte
    man

    _____ *und Wasser* _____

14. Was der tut sieht zwar besonders aus, aber letztlich

    _____*der* _____ *mit Wasser.*

15. wenn mir jemand etwas Verlockendes erzählt

    Der macht _____

16. die Begeisterung von jemandem dämpfen

    Wasser in _____

17. Jemand steht plötzlich vor einer neuen Herausforderung.

    Das ist ein _____

18. Ruhige Menschen unterschätzt man leicht.

    Stille _____

19. Das ist völlig misslungen.

    Das war _____

20. Jemand, der ununterbrochen spricht,

    der redet wie _____

21. Ich fühle mich putzmunter

    wie _____

22. Die Verwandten sind einem am nächsten:

    Blut _____

→ Lösungsheft Seite 41

Buchstabentausch

Bei diesen Worten sind die Buchstaben durcheinandergeraten. Bitte ordnen Sie sie so an, dass sich Tätigkeitsworte (Verben) rund ums Thema Wasser ergeben.

1. DEBAN   _____
2. PENZTU   _____
3. HOCKEN   _____
4. RITZNESP   _____
5. LÜPENS   _____
6. TÜSCHNET   _____
7. MUPPEN   _____
8. SCHLENÖ   _____
9. RÜHPENS   _____
10. PFÖRTELN   _____
11. TECHNAU   _____
12. RENNKIT   _____
13. SCHEDUN   _____
14. FÖPSCHEN   _____
15. LEERAUSEN   _____
16. FÜLLEINEN   _____
17. SCHWANE   _____
18. DENNVÜRNE   _____
19. SCHANTPLEN   _____
20. REBSCHBUN   _____
21. WEBÄSSREN   _____
22. TRABNECKON   _____
23. WAUFINSCHE   _____
24. SCHEINENKEN   _____

→ Lösungsheft Seite 42

Buchstabenquadrat Wassersport

In diesen Buchstaben sind verschiedene Wassersportarten versteckt. Sie finden sie waagrecht, senkrecht und diagonal, vorwärts und rückwärts geschrieben.

A	S	D	F	G	H	N	E	H	C	U	A	T	H	U	Z	I	K
S	U	R	F	E	N	A	G	N	K	O	L	P	R	T	N	R	A
R	R	K	A	N	U	S	P	O	R	T	U	A	R	R	A	R	J
U	T	R	I	E	G	U	K	S	A	I	O	S	A	U	R	T	A
N	I	U	R	T	E	R	I	C	T	K	P	T	L	D	G	U	K
K	N	K	T	U	S	O	L	H	R	L	Ü	E	E	E	I	K	F
M	E	I	N	R	O	A	P	W	O	E	N	R	R	R	L	W	A
L	T	P	I	M	R	E	N	I	V	R	A	G	T	N	A	E	H
R	I	Ö	K	S	T	H	O	M	E	T	S	N	U	S	E	R	R
U	E	R	O	P	U	N	P	M	Y	A	E	O	S	E	T	T	E
N	R	T	L	R	A	I	L	E	E	G	T	E	V	G	U	N	N
I	N	E	A	I	E	D	A	N	D	W	R	Q	U	E	N	I	T
P	E	G	S	N	R	T	D	R	A	B	T	E	B	L	O	K	U
Ä	L	A	N	G	E	L	N	E	A	S	D	E	S	N	R	O	N
S	L	R	U	E	R	T	O	L	L	E	R	U	K	S	E	P	I
F	E	T	N	N	I	E	L	O	K	N	E	R	T	U	A	Ö	K
U	W	Z	O	W	A	S	S	E	R	S	K	I	A	R	T	W	P
R	S	U	N	I	M	E	T	K	L	Ü	G	U	M	A	R	T	U

Schwimmen, Segeln, Wasserball, Surfen, Wassergymnastik, Paddeln, Rudern, Turmspringen, Kajakfahren, Kraulen, Kanusport, Wellenreiten, Wasserski, Tauchen, Angeln

→ Lösungsheft Seite 43

Kennen Sie die Melodie?

Bei diesen Liedanfängen haben sich Zahlen eingeschlichen. Erkennen Sie trotzdem, um welche Lieder es sich handelt? Wenn nicht, streichen Sie die Zahlen durch.

1.   Wa3s7s4er i2st zu6m Wa7sc8hen d2a

2.   Wi9r l7ie8b3en d2ie St5ürm4e, di3e br8aus2end3en W4og7en

3.   E5s kla6pp4er8t d9ie M3ü5hl7e a8m r9ausch3end4en B2ach

4.   V4om Wa6sse7r ha9be8n wi2r's g4ele7rn8t

5.   We4nn a6ll8e Br5ünn8l9ein f7lie9ßen

6.   Al8l9e m4ein5e E8ntl6ein sch3wim6m8en au7f d9em S8ee

7.   Je4tz6t fa8hr'n wi4r ü5b7ern S8ee

8.   A3m B4runn5en vo6r d8em T2o7re

9.   W3ir la5g7en vo8r M2ad6ag8as9kar

10.   We5nn di4e bu5nt8en Fa7hn9en we4h'n

11.   W7in3de w5eh'n, Sch6if8fe ge6h'n

12.   H1am6bu3rg5er V8eer9ma3st4er

13.   P2ac5k di6e B8ade9ho7se ei4n

14.   We4nn b5ei C6ap7ri d7ie ro9te S9onn4e i2m M5eer ver6sink8t

15.   R3eg1en4tropf5en, d3ie a5n m4ein F6enst8er k9lop2fen

→ Lösungsheft Seite 43

Das merk ich mir!

Lesen Sie den folgenden Text aufmerksam und prägen Sie sich den Inhalt ein. Auf der nächsten Seite finden Sie Fragen dazu.

Tropfen

Ein Tropfen ist eine sehr kleine Flüssigkeitsmenge, die durch ihre Oberflächenspannung im Idealfall kugelförmig ist. Nur im Moment der Ablösung von einem Gegenstand, z. B. dem Wasserhahn, nimmt sie für kurze Zeit die typische Tropfenform an: unten kugelförmig, nach oben spitz zulaufend. Ein Regentropfen zeigt diese Form nie. Ein normalgroßer Regentropfen hat nach oben eine Halbkugel, von unten wird er durch den Luftwiderstand beim Fallen leicht eingedellt. Die ideale Tropfenform wird oft als Symbol für Wasser, Tränen oder Blut verwendet.

* - * - * - * - * - * - * - * - * - * - * - * - * - *

Wort für Wort

Bitte prägen Sie sich folgende neun Begriffe ein, indem Sie sie vor Ihrem inneren Auge bildhaft miteinander verknüpfen. Auf der nächsten Seite notieren Sie bitte die Begriffe, die Sie sich gemerkt haben.

Regen	Kind	Blume
Auto	See	Sonne
Schuh	Hand	Waschmaschine

Das merk ich mir!

Tropfen

Bitte beantworten Sie folgende Fragen zum Text auf der vorherigen Seite.

1.   Was ist ein Tropfen?

   _____

2.   Wie sieht die Idealform aus?

   _____

3.   Wann nimmt ein Wassertropfen diese Form ein?

   _____

4.   Wofür steht die Tropfenform oft als Symbol?

   _____

Lösungsheft Seite 44

* _ * _ * _ * _ * _ * _ * _ * _ * _ * _ * _ *

Wort für Wort

Auf der vorherigen Seite haben Sie neun Begriffe auswendig gelernt. Erinnern Sie sich an die Worte und ihre Reihenfolge? Bitte tragen Sie sie hier ein. Vergleichen Sie anschließend zur Kontrolle Ihre Begriffe mit denen auf der vorigen Seite.

_____   _____   _____

_____   _____   _____

_____   _____   _____

Wasserfall

Die Summe 9 ergibt sich durch das Zusammenzählen ganz unterschiedlicher Zahlenkombinationen. Suchen Sie im Zahlen-Wasserfall die Summe 9 in direkt **untereinanderliegenden** Feldern. Wie oft ist sie enthalten?

8	5	3	7	6							
	3	2	5	7	8						
		4	3	5	3	1					
		2	4	6	7	3					
			5	2	4	4					
			6	4	3	1	6				
			7	2	6	5	3				
			5	6	4	3	8	7			
			3	4	1	2	4	5			
			2	1	5	4	7	3	4		
				6	7	8	3	1	6		
				7	1	6	5	7	4	5	
				2	3	2	2	4	7	6	
				1	4	3	8	2	4	2	7
					6	1	5	2	8	1	1	6
					2	7	1	2	3	4	2	1
					1	4	5	3	7	8	4	7	5
					7	3	8	6	1	2	3	5	3	8

→ Lösungsheft Seite 45

Schätzfrage: Was schwimmt?

Bitte kreuzen Sie an, welche Gegenstände auf dem Wasser schwimmen. Einige gehen unter, nachdem sie sich vollgesaugt haben. Hier zählen alle, die mindestens eine Minute lang an der Wasseroberfläche bleiben.

	Blüte
	Blatt eines Baums
	Büroklammer
	Haushalts-Gummiring
	Korken
	Papierschnipsel
	Tannenzapfen
	Plastiklöffel
	Glasmurmel
	Bauklotz
	Apfel
	Tomate
	Teelicht
	Praline
	Filz
	Pflaster
	Tennisball
	Bleistift
	Bonbon
	Plüschtier
	Wollfaden
	Federball
	Legostein
	Luftballon
	Spielwürfel
	Papiertaschentuch

→ Lösungsheft Seite 45

Angehängte Worte

Finden Sie jeweils ein Wort, das den folgenden Begriffen angehängt werden kann und mit jedem in der Reihe ein neues sinnvolles Wort ergibt.

	Frei-	Sauna-	Hallen-	Schwimm-	*Bad*
	Freibad	*Saunabad*	*Hallenbad*	*Schwimmbad*	
1.	Boden-	Stau-	Nord-	Bagger-	_____
2.	Dauer-	Land-	Niesel-	Schnee-	_____
3.	Salz-	Süß-	Regen-	Trink-	_____
4.	Binnen-	See-	Yacht-	Heimat-	_____
5.	Fracht-	Segel-	Piraten-	Passagier-	_____
6.	Wasser-	Abfluss-	Schilf-	Ofen-	_____
7.	Abwasser-	Küsten-	Fernseh-	Nord-Ostsee-	_____
8.	Frei-	Fahrten-	Kanal-	Rettungs-	_____
9.	Gummi-	Flanschen-	Volks-	Zylinderkopf-	_____
10.	Garten-	Fahrrad-	Gummi-	Feuerwehr-	_____
11.	Neben-	Über-	Blut-	Quell-	_____
12.	Wasser-	Putz-	Müll-	Sand-	_____
13.	Welt-	Watten-	Mittel-	Felsen-	_____
14.	Ruder-	Paddel-	Tret-	Fischer-	_____
15.	Golf-	Wechsel-	Gegen-	Stark-	_____
16.	See-	Klassen-	Raum-	Rund-	_____
17.	Halb-	Schatz-	Ferien-	Ostsee-	_____

→ Lösungsheft Seite 46

Vorangestellte Worte

Finden Sie jeweils ein Wort, das den folgenden Begriffen vorangestellt werden kann und mit jedem in der Reihe ein neues sinnvolles Wort ergibt.

Fisch	-fang	-gericht	-zucht	-teich
	Fischfang	*Fischgericht*	*Fischzucht*	*Fischteich*

1. _____ -sport   -werfer   -hahn   -tropfen
2. _____ -tropfen   -wetter   -wolken   -schirm
3. _____ -stern   -rose   -ufer   -klima
4. _____ -becken   -tag   -lotion   -maschine
5. _____ -kristall   -blume   -becher   -waffel
6. _____ -strahler   -nudel   -schiff   -kochtopf
7. _____ -ring   -verein   -brille   -flügel
8. _____ -bett   -stelze   -forelle   -kantate
9. _____ -boot   -yacht   -schein   -tuch
10. _____ -krebs   -ufer   -lauf   -mündung
11. _____ -farbe   -uhr   -waage   -leitung
12. _____ -wasser   -becher   -spruch   -geld
13. _____ -bruch   -dommel   -zucker   -reinigung
14. _____ -brille   -flasche   -flossen   -glocke
15. _____ -kresse   -pumpe   -putzer   -tiefe
16. _____ -wasser   -salz   -anstalt   -meister
17. _____ -blick   -enge   -jungfrau   -schweinchen

→ Lösungsheft Seite 46

Silbenrätsel

Bitte schreiben Sie die Lösungsworte auf die Zeilen über den Umschreibungen. Es dürfen nur die Silben aus dem folgenden Vorrat verwendet werden. Streichen Sie durch, welche Sie verbraucht haben. Am Ende sollte keine der Silben übrig bleiben.

AB – AQUA – BRE – CHER – EIS – FE – FLA – FLUSS

GAT – HAHN – KA – KA – PI – RAF – RE – RI – ROHR

SCHE – SER – TA – TÄN – UM – WÄRM – WAS

_____	_____
1 Schiffsführer	5 Waschbecken-Armatur
_____	_____
2 Flaschenähnliches Glasgefäß	6 Sportwettfahrt auf dem Wasser
_____	_____
3 Gummibehälter für heißes Wasser	7 Behältnis für Fische
_____	_____
4 Schiff, das zugefrorene Gewässer befahren kann	8 Abwasserleitung

→ Lösungsheft Seite 46

Kreuzworträtsel Wasser

Waagrecht

1   Übergang eines Flusses ins Meer
2   windbedingte Erhebungen aus Sand
3   zweiteilige Badebekleidung
4   fließende Bewegung von Wasser
5   Atemrohr beim Tauchen
6   Schifffahrt auf dem Meer
7   Gas in sprudelndem Trinkwasser
8   Prüfgerät für horizontale Ausrichtung
9   untergehen
10 Überfahrtsschiff
11 Installateur
12 künstlich errichteter Wasserlauf
13 Fluss in Ägypten
14 Fluss in Frankreich
15 Anlagen zum Überwinden von Höhenunterschieden für Schiffe (Mz.)
16 Schiffswerkstatt
17 Gerät zur Befestigung von Schiffen
18 durch Wind bewegt werden
19 Schifffahrtsunternehmen
20 von Wasser umgebene Landmasse
21 Sammelbehälter für Regenwasser
22 Seemann
23 Gezeiten
24 größere Wasserläufe (Mz.)
25 Dampfschiff
26 verankerter Schwimmkörper
27 Gegenteil von Zufluss
28 Strom in Mitteleuropa

Senkrecht

1   Kuhprodukt
2   feuchter Dunst
3   kleines fließendes Gewässer
5   geräuschvoll trinken
7   Wasseraufbereitungsgelände
29 Maschengebilde für Fischfang
30 Vorrichtung zum Undurchlässigmachen
31 kalter Niederschlag
32 feuchter Dunst
33 ein Bundesland in Österreich
34 Binnengewässer
35 Vorrichtung zur Schiffssteuerung
36 Gerät zum Hochbefördern von Wasser
37 ausgedehnte Wassermasse, von Festland umgeben
38 Psyche
39 Vorhandensein von Wellen
40 an Deutschland grenzendes Meer
41 Seeräuber (Mz.)
42 Wassererhitzer
43 gefrorenes Wasser
44 sehr kleiner Bach
45 Kostenbetrag
46 Liegeplatz für Schiffe
47 anwerben von Seeleuten
48 Material zum Abdichten von Schiffen
49 Weltmeer
50 weibliches Wasserfabelwesen
51 Regenrest auf dem Boden

→ Lösungsheft Seite 46

Brückenrätsel

Finden Sie jeweils ein Wort, das dem ersten angehängt, dem zweiten vorangestellt werden kann.

	Wasser	*Dampf*	Kochtopf
	Wasserdampf		*Dampfkochtopf*
1.	Wasser	_____	Fänger
2.	Fluss	_____	Promenade
3.	Herbst	_____	Flut
4.	Mittel	_____	Enge
5.	Süß	_____	Spiegel
6.	Laub	_____	Laich
7.	Bach	_____	Filet
8.	Eis	_____	Zucker
9.	Wasser	_____	Ernährung
10.	Fisch	_____	Gründe
11.	Dauer	_____	Schirm
12.	Bagger	_____	Rose
13.	Blitz	_____	Waffel
14.	Brunnen	_____	Samen
15.	Morgen	_____	Tropfen
16.	Fischerei	_____	Mole
17.	Tiefsee	_____	Anzug

→ Lösungsheft Seite 47

Alle neune!

Bilden Sie aus diesen Buchstaben möglichst viele Wörter. Finden Sie eines, das alle neun Buchstaben enthält?

A	Z	E
G	N	B
U	D	A

Zusammengesetzte Worte

Finden Sie Wörter, die mit folgenden Worten beginnen, wie z. B. Was-ser*hahn.*

Wasser _____   See _____

Wasser _____   See _____

Wasser _____   See _____

Wasser _____   See _____

Wasser _____   See _____

Wortschatzübung

Gesucht sind Eigenschaften, die Wasser haben kann. Schreiben Sie möglichst viele Eigenschaftswörter (Adjektive) auf, mit denen man Wasser näher beschreiben kann.

warm, plätschernd _____

_____

_____

_____

→ Lösungsheft Seite 47

Buchstabenreihen »Leben im Wasser«

In diesen Buchstabenreihen sind 22 Lebewesen im und am Wasser versteckt. Finden Sie sie alle?

1. KERANMGIODLSOHEGDRHAINFHEIMRGHVIEUHFGRUH
2. JETNSHDUGNSTÖRKGMHJNDUENDHSAHLACHSNFHEUG
3. DKFUNGKJGUNALSPFUNGIKMDKREBSKFAGUFNAJNEH
4. EMORPLASDIFKÄKLASMÖWEMDUNFGEUKLATOTTERA
5. FRETGREIHERKFMNUGNIKLARFLINGFROSCHNDUWALI
6. GRETOPLÜTQUALLEUMRTAHERDUNFPÄRTUNDSALOM
7. BLÖRTOVURGADOLDNETFISCHMURNGUNDRISTANUDE
8. DUNGKILOSATREGUNADERINFKLOPÄTRAGUNDERASO
9. BERBRITUNGAALKIMLERHECHTKINLOSUNIGPÖRTALE
10. KILMANISCHURELIHERINGOGNILOSIROBBEPROGNISTA
11. SELTIMDUNATERENTERINKGELINUMPFERGELANSERIT
12. RITZUKIMNETIZSCHWANTUSEHUBIRENTIBIBEREINTER
13. SRUTIMOLÄSTERMUNFGINGRUNSTABARBETARIBNUDG
14. BEREIKLONURTASREIBUTTNUMGERINDESCHOLLEMUG
15. TRIKLOPÄSSOREIENUNGKOLSÜRBARSCHUNGIMKLODE

→ Lösungsheft Seite 48

Tag und Nacht

Morgenwonne

Ich bin so knallvergnügt erwacht.
Ich klatsche meine Hüften.
Das Wasser lockt. Die Seife lacht.
Es dürstet mich nach Lüften.
Ein schmuckes Laken macht einen Knicks
und gratuliert mir zum Baden.
Zwei schwarze Schuhe in blankem Wichs
betiteln mich »euer Gnaden«.
Aus meiner tiefsten Seele zieht
mit Nasenflügelbeben
ein ungeheurer Appetit
nach Frühstück und nach Leben.

Joachim Ringelnatz

Sie sind gefragt!

▷   Sind Sie Frühaufsteher oder eher Nachtmensch, der gern spät zu
     Bett geht?

▷   Wie war das früher bei Ihnen? Hat es sich verändert im Laufe
     der Zeit?

▷   Was denken Sie, wie viel Schlaf braucht ein Mensch?

▷   Der Schlaf vor Mitternacht sei der gesündeste, heißt es, was
     halten Sie davon?

▷   Hatten Sie einen Beruf, in dem Sie auch nachts arbeiten muss-
     ten?

▷   Wie ging es Ihnen damit?

▷   Kennen Sie Angst im Dunkeln?

▷   Können Sie sich vorstellen, wovor Menschen im Dunkeln Angst
     haben?

▷   Haben Sie ein Einschlafritual?

▷   Hatten Sie eines als Kind?

▷   Erinnern Sie sich an »Ihr« Schlaflied, Kindergebet, eine Gute-
     nachtgeschichte?

▷   Haben Sie eine bestimmte Schlaflage, oder können Sie in jeder
     schlafen?

▷   Kennen Sie aus eigener Erfahrung Schlaflosigkeit?

▷   Was empfehlen Sie dagegen, welche Mittel oder Verhaltenswei-
     sen?

▷   Reagieren Sie empfindlich auf Geräusche, Licht oder spätes
     Essen?

▷   Spüren Sie die Mondphasen im Schlafverhalten oder Befinden?

▷   Kennen Sie »Gedankenkarussells«, die Sie am Schlafen hindern?

▷   Nehmen Sie manchmal einen Nachtimbiss oder Schlummer-
     trunk zu sich?

▷   Erinnern Sie sich an Ihre Träume?

▷   Geben Sie Träumen eine Bedeutung? Welche?

Entdecken Sie den Kinderreim

In diesen Buchstabenreihen ist ein Kinderreim versteckt. Entdecken Sie ihn, indem sie die Worte, die Sie finden, unterstreichen.

1. ejdngunhschlafgjiktnaungonfkir
2. halndkiguehntklonamgutdnikgus
3. gnundvkiüsakmblirgtergolpstane
4. fniklaposnamsikgesundikpasrtka
5. asugertiderifkulundirtasisemtikol
6. gukolasokugelrundorisatidfetras
7. haniklorudikeribiskolpruitkolefg
8. prleriotkasghirenorpkmorgenhok
9. guofrühuimkolpfhtuiersguihtolp
10. kertagulikomparintzuralporfnba
11. retkaffeestundtigbsdulikoprbnug

Lösungsheft Seite 48

* - * - * - * - * - * - * - * - * - * - * - * - * - * - * - * - *

Zum Schmunzeln

Ein Mann besichtigt eine alte Burg, die zum Verkauf angeboten steht. Nach dem Rundgang mit dem Schlossverwalter fragt er: »Die Leute sagen, es soll hier spuken, stimmt das?« Der Schlossverwalter schaut ihn entrüstet an: »Na hören Sie mal, ich kontrolliere hier seit 250 Jahren jede Nacht, und mir ist noch nie ein Geist begegnet!«

Quiz zu Tag und Nacht

Bitte kreuzen Sie die jeweils richtige Aussage an.

1. Wodurch entstehen Tag und Nacht?
    a) durch die Rotation der Sonne um die Erde
    b) durch die Rotation des Mondes um die Erde
    c) durch die Rotation der Erde um sich selbst

2. Wie weit ist die Erde von der Sonne entfernt?
    a) vier Lichtjahre
    b) acht Lichtminuten
    c) eine Lichtsekunde

3. Wie lang dauert eine Mondphase?
    a) fast einen Tag
    b) fast einen Monat
    c) fast ein Jahr

4. Was ist »die blaue Stunde«?
    a) Zeit der Dämmerung
    b) Künstlervereinigung um Franz Marc
    c) Mittagszeit, wenn die Sonne am höchsten steht

5. Die Schleiereule
    a) orientiert sich nachts mittels Ultraschallwellen
    b) fliegt auf Grund ihres speziellen Gefieders nahezu geräusch-
        los
    c) hat ein buntes Federkleid

6. Der Siebenschläfer
    a) hält sieben Wochen lang Winterschlaf
    b) ist ein nachtaktives Nagetier
    c) ist etwas größer als ein Eichhörnchen

7. Was bedeutet Schlafapnoe?
    a) nächtliche Atemstillstände
    b) Schlaflosigkeit
    c) Tiefschlafphase

8. Was ist ein »Nachtmahr«?
    a) Figur aus einem Märchen der Gebrüder Grimm
    b) Gutenachtgeschichte
    c) Alptraum

9. Bei einer Sonnenfinsternis
    a) verdeckt die Erde mit ihrem Schatten die Sonne
    b) steht der Mond genau zwischen Erde und Sonne
    c) schiebt sich der Saturn zwischen Erde und Sonne

10. Wofür wird Nachtkerzenöl verwendet?
    a) in Dressings für Salate
    b) zum Schmieren der Zündkerzen am Auto
    c) in der Naturheilkunde bei Neurodermitis

11. Nachtschattengewächse
    a) wachsen nur an schattigen Stellen
    b) Kartoffel und Tollkirsche gehören dazu
    c) sind in gekochtem Zustand immer genießbar

12. In welcher Oper gibt es die Figur der Königin der Nacht?
    a) »Tosca« von Giacomo Puccini
    b) »La Traviata« von Giuseppe Verdi
    c) »Die Zauberflöte« von Wolfgang Amadeus Mozart

13. Welches Gedicht beginnt mit der Zeile »Wer reitet so spät durch Nacht und Wind«?
    a) »Erlkönig« von Johann Wolfgang von Goethe
    b) »Mondnacht« von Joseph von Eichendorff
    c) »Schimmelreiter« von Theodor Storm

14. Wer sagt den Satz »Es war die Nachtigall und nicht die Lerche«?
    a) Julia in »Romeo und Julia«
    b) Isolde in »Tristan und Isolde«
    c) Roxane in »Cyrano de Bergerac«

15. Wer schrieb das Abendlied »Der Mond ist aufgegangen«?
    a) Paul Gerhard
    b) Martin Luther
    c) Matthias Claudius

→ Lösungsheft Seite 49

Sprichwörter und Redewendungen

Vervollständigen Sie die Sprichwörter und Redewendungen.

1.   _____ hat Gold im Mund.

2.   Am _____ wird der _____ fleißig.

3.   Der _____ Vogel fängt den _____.

4.   Bei _____ sind alle _____ grau.

5.   Wer aus Liebe heiratet, hat gute _____ und üble
     _____.

6.   Eine Stunde _____ vor Mitternacht ist besser als zwei
     danach.

7.   Ein guter _____ fängt morgens an.

8.   Man soll den _____ nicht vor dem _____ loben.

9.   Ein reines _____ ist ein sanftes _____.

10. Im _____ ist gut munkeln.

11. Je später der _____, desto schöner die _____.

12. Niemand kann dir _____, über Nacht klüger zu
     werden.

13. _____ ist die beste Medizin.

→ Lösungsheft Seite 50

Gegenteile und Kontraste

Bitte finden Sie zu jedem der Wörter ein Gegenteil oder einen möglichst starken Kontrast.

Beispiel: *Tag – Nacht*

1. dunkel   _____

2. früh   _____

3. sternenklar   _____

4. nachtblau   _____

5. Nacht   _____

6. Morgen   _____

7. Mitternacht   _____

8. Sonne   _____

9. Sonnenaufgang   _____

10. Tageslicht   _____

11. Dämmerung   _____

12. Schlaf   _____

13. Frühaufsteher   _____

14. Erholung   _____

15. einschlafen   _____

16. arbeiten   _____

→ Lösungsheft Seite 50

Buchstabentausch

Bei diesen Wörtern sind die Buchstaben durcheinandergeraten. Ordnen Sie sie bitte so an, dass sich sinnvolle Begriffe ergeben.

1. TEBT   _____

2. TILCH   _____

3. TANCH   _____

4. RUMAT   _____

5. NENOS   _____

6. PALME   _____

7. RECKEW   _____

8. NESSIK   _____

9. NOMD   _____

10. FALSCH   _____

11. EDUZECK   _____

12. SCHIEDFALL   _____

13. SCHAGESTAU   _____

14. KÜSFRÜCHT   _____

15. DABENEIFER   _____

16. SPEGNEST   _____

17. DUMMERÄNG   _____

18. HEITELDUNK   _____

19. FALSCHWÄRME   _____

20. NECHTHAMD   _____

21. MÄNNSCHANDEN   _____

22. MUFFENMORGEL   _____

→ Lösungsheft Seite 50

Buchstabenquadrat nachtaktive Tiere

In diesem Buchstabenquadrat haben sich nachtaktive Tiere versteckt. Sie finden sie waagrecht, senkrecht und diagonal, vorwärts und rückwärts darin.

R	U	N	I	L	G	M	R	U	W	R	H	O	G	N	R
E	G	Ä	E	T	T	A	R	E	T	A	S	B	I	E	Ü
T	I	Z	L	H	K	A	T	Z	E	U	R	E	L	H	T
G	Q	A	U	G	C	M	U	S	A	M	U	L	R	C	H
Ö	U	R	E	U	R	M	K	M	E	M	A	U	S	H	C
L	Ä	T	R	N	T	E	R	S	C	H	E	E	C	C	B
K	I	G	E	L	Ä	E	A	Ü	L	U	E	R	H	S	Ö
E	F	U	I	Ü	D	F	S	T	W	E	T	H	N	I	L
S	G	N	E	E	E	R	N	R	A	H	B	O	Ö	F	K
E	U	M	L	S	T	O	E	S	L	A	Ü	D	Z	R	E
R	K	F	H	D	G	S	H	T	D	S	G	L	I	E	R
F	Ü	R	C	F	B	C	U	Ü	K	U	L	A	G	B	D
A	U	N	S	U	A	H	L	K	A	T	H	W	A	L	U
S	L	C	A	D	S	A	N	H	U	R	I	S	R	I	N
D	U	S	H	Ü	T	R	E	O	Z	P	Ö	R	L	S	I
U	B	A	T	S	C	H	R	Ä	B	H	C	S	A	W	E

Fledermaus, Waldkauz, Glühwürmchen, Schleiereule, Waldohreule, Silberfischchen, Ratte, Maus, Fuchs, Dachs, Katze, Igel, Waschbär, Frosch, Ohrwurm

→ Lösungsheft Seite 51

Vorangestellte Worte

Finden Sie jeweils ein Wort, das den anderen vorangestellt werden kann, sodass sich mit jedem in der Reihe ein neuer sinnvoller Begriff ergibt.

	Licht	-schalter	-strahl	-kegel	-bilder
		Lichtschalter	_Lichtstrahl_	_Lichtkegel_	_Lichtbilder_
1.		-stund	-grauen	-nebel	-post
2.		-café	-zug	-hemd	-schwärmer
3.		-schein	-könig	-stand	-schirm
4.		-aufsteher	-stück	-bucher	-rente
5.		-rot	-brot	-kleid	-veranstaltung
6.		-zeit	-schau	-form	-geschehen
7.		-hitze	-gebet	-zeit	-pause
8.		-lese	-schicht	-berufener	-vorstellung
9.		-tag	-zeit	-raum	-kissen
10.		-zelt	-bote	-leiter	-körper
11.		-lied	-anzug	-zimmer	-tablette
12.		-birne	-wein	-kerzen	-würmchen
13.		-nacht	-schein	-gesicht	-sucht
14.		-decke	-gitter	-wäsche	-geflüster
15.		-bild	-taler	-anis	-zeichen
16.		-schloss	-tänzer	-fänger	-deutung
17.		-ruf	-ton	-knödel	-gläser
18.		-blau	-blond	-ziffer	-kammer

→ Lösungsheft Seite 51

Sonne, Mond und Sterne

Tasten Sie mit den Augen die Zahlen von 1 bis 25 in der richtigen Reihenfolge ab, ohne die Finger zu Hilfe zu nehmen. Zählen Sie danach die Sonnen ☀, Monde ☽ und Sterne ★.

☽ _____

★ _____

☀ _____

→ Lösungsheft Seite 51

Merkbild Tag und Nacht

Bitte betrachten Sie dieses Bild und prägen Sie sich möglichst viele Einzelheiten ein. Auf der nächsten Seite finden Sie Aussagen, anhand derer Sie überprüfen können, was Sie sich von diesem Bild gemerkt haben.

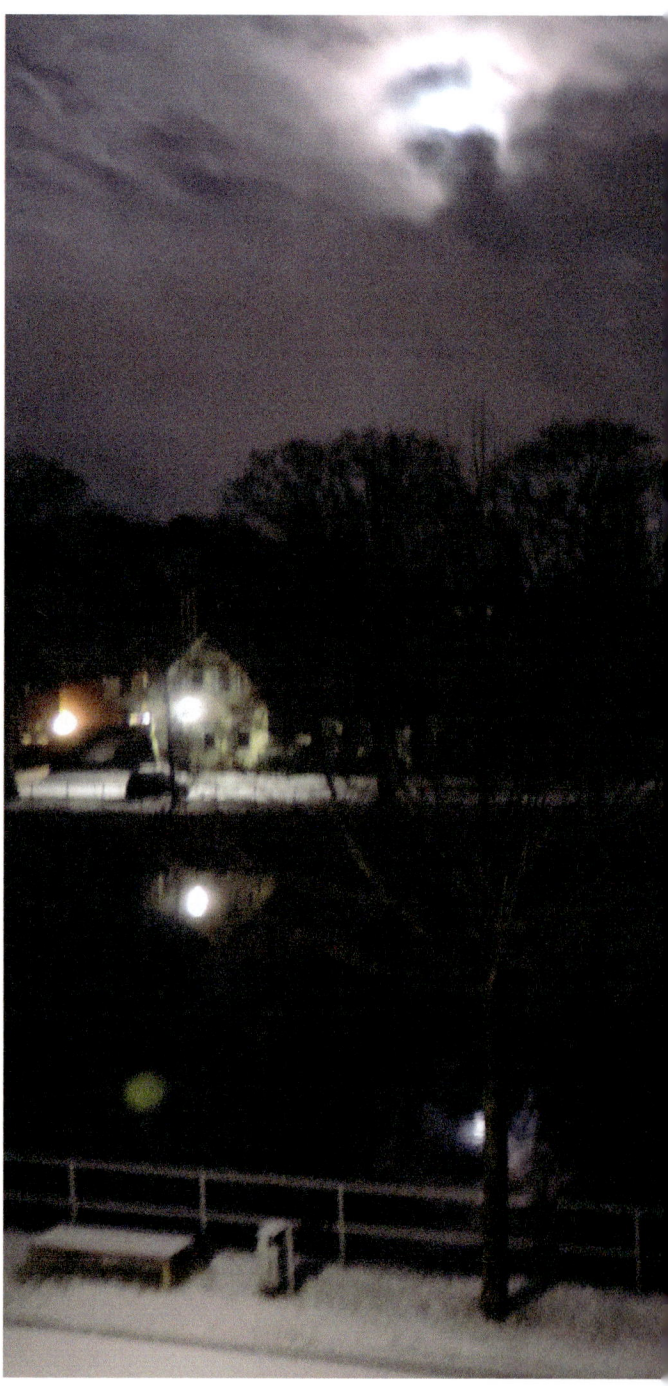

Aussagen zum Merkbild Tag und Nacht

Sie haben sich das Foto auf der vorigen Seite eingeprägt. Sind folgende Aussagen richtig oder falsch? Bitte entscheiden Sie aus Ihrer Erinnerung.

		ja	nein
1.	Vom linken bis zum rechten Bildrand erstreckt sich ein Fluss.		
2.	Das Foto zeigt einen kreisrunden Vollmond.		
3.	Rechts im Bild ist ein Nadelbaum zu sehen.		
4.	Die Straßen sind mit Schnee bedeckt.		
5.	Der Himmel ist wolkenverhangen.		
6.	Die Fenster der Häuser sind hell erleuchtet.		
7.	Häuser und Straßenlaternen spiegeln sich im Wasser.		
8.	Im Vordergrund links ist eine Bank zu sehen.		
9.	Auf der Straße geht ein Mann mit Hund spazieren.		

→ Lösungsheft Seite 52

Weißt du, wie viel Sternlein stehen?

Suchen Sie so schnell wie möglich die links angegebenen Zahlenfolgen in den Zahlenreihen und markieren Sie sie. Mit dieser Übung trainieren Sie Ihre Konzentration.

246

749260328**246**79339019243756373924697759892437
39475638485297243672465438372464647472829482
284636246357783478242736252435474732478937462
827523648374652638246783857654684642462447763
76279946270924679027424767620967324284756372

3956

74939293847598928383956435858683467365612933 8
475639358939563744759346284756593672359695739
593586473838475395612293747546395643936585234
48673747598572385636474573956328492567394384
24572469395614453906746764962769627717469696

84575

84394757845753217583748957357378457532175857 4
57684574427364545453584575321476746368858456 3
16352439845753214647567564636375845848578567 2
47738576849587234658375648584458684575321487 6
24837845753214857365838487565372867478457532 1

→ Lösungsheft Seite 52

Silbenrätsel

Bitte schreiben Sie die Lösungsworte auf die Zeilen über den Umschreibungen. Es dürfen nur die Silben aus dem folgenden Vorrat verwendet werden. Streichen Sie durch, welche Sie verbraucht haben. Am Ende sollte keine der Silben übrig bleiben.

AS – DÄM – DE – DEU – FINS – ME – MEL – MER

MER – MIE – MUR – NACHT – NEN – NIS – NO

RUNG – SCHICHT – SCHLUM – SOM – SON – TER

TIER – TRAUM – TRO – TRUNK – TUNG – WEN

---

1 Zwielicht, Morgengrauen

---

2 Nächtliche Arbeitszeit

---

3 Lehre der Gestirne

---

4 Tag des Jahreshöchststandes
   der Sonne

---

5 undurchdringliche Dunkelheit

---

6 Interpretation von Träumen

---

7 Getränk vor dem Einschlafen

---

8 Tier, das tiefen Schlaf symbolisiert

→ Lösungsheft Seite 52

Alle neune!

Bilden Sie aus diesen Buchstaben möglichst viele Wörter. Finden Sie eines, das alle neun Buchstaben enthält?

R	N	T
E	K	A
L	S	R

Zusammengesetzte Worte

Finden Sie Wörter, die mit folgenden Worten beginnen, wie z. B. Nacht*hemd*.

Nacht _____   Mond _____   Schlaf _____

Nacht _____   Mond _____   Schlaf _____

Nacht _____   Mond _____   Schlaf _____

Nacht _____   Mond _____   Schlaf _____

Nacht _____   Mond _____   Schlaf _____

Wortschatzübung

Wie haben Sie geschlafen? Schlaf kann nicht nur »gut« oder »schlecht« sein. Welche Eigenschaftswörter fallen Ihnen ein?

tief _____

_____

_____

_____

→ Lösungsheft Seite 53

Brückenrätsel

Finden Sie jeweils ein Wort, das dem ersten angehängt, dem zweiten vorangestellt werden kann.

		Morgen	_Rot_	Wild
		Morgenrot		_Rotwild_

1. Mond _____ Schicht
2. Tag _____ Deutung
3. Früh _____ Zahl
4. Sonnen _____ Werfer
5. Nacht _____ Abteil
6. Schlaf _____ Hose
7. Traum _____ Gespenst
8. Dunkel _____ Jäger
9. Himmel _____ Decke
10. Schlaf _____ Vers
11. Sternen _____ blau
12. Oster _____ Dämmerung
13. Lampen _____ Herr
14. Kopf _____ Bezug
15. Bett _____ Korb

→ Lösungsheft Seite 53

Schäfchen zählen

Wie viele Schafe finden Sie in den folgenden Buchstabenreihen? Unterstreichen Sie das Wort Schaf so schnell wie möglich.

1.   shangungkeschalgkeaschtafaschtajngunscaftjschabuschafur

2.   astaschufaschaftlafaschaushtplascatgkuschaplashrunschatua

3.   chafshatulashtunoschaltumkopshaftolaschasahcatfulosafoch

4.   dhnschtafasholaschotlaschalschftalschatoscahfshchatafoltaf

5.   scholafshachfalschafolschoflascholaschfaschoschafolashcfa

6.   lafschlatoshachafaschofalotachashaschafsachalofscahfachol

7.   achashaschafsachalofscahfachotlaschalschftalschataschfach

8.   chufaschaftlafaschaflascholaschfaschoschafushtplascatshcf

9.   chftalschatoscahfshchafchufaschaftlafaschaushtplascatschu

10. balshafuchachschofakopshaftolaschasahcatfulosafochschtaf

11. sholaschschlafoshachafaschofalotachashaschafsachalofscah

12. fachufaschaftlafaschaflascholaschfaschoschafushtplascatsht

13. faschaushtplascatgkuschaplashrunschahaftolaschasahcatfulo

14. saschufaschaftlafaschaushtplascatgkuschaplashhschofakops

→ Lösungsheft Seite 54

Im Park

Ein ganz kleines Reh stand am ganz kleinen Baum
still und verklärt wie im Traum.
Das war des Nachts elf Uhr zwei.
Und dann kam ich um vier
morgens wieder vorbei,
und da träumte noch immer das Tier.
Nun schlich ich mich leise – ich atmete kaum –
gegen den Wind an den Baum,
und gab dem Reh einen ganz kleinen Stips.
Und da war es aus Gips.

Joachim Ringelnatz

Quellennachweis

Die Antworten zu den Quizfragen und die Informationen zu den Merktexten in diesem Buch wurden bei Wikipedia nachgeschlagen. Sie wurden nicht wörtlich übernommen, sondern sinngemäß und verkürzt wiedergegeben.

Überblick

Gesundheit

Wald

Download-Link Kopiervorlagen
www.tectum-verlag.de/cms